RUNNING
Anatomy
[달리기 아나토미]

푸른솔

RUNNING ANATOMY Second Edition
[달리기 아나토미] 개정판

2011년 7월 15일 초판 발행
2023년 2월 27일 개정판 1쇄 발행

저자 / 조 풀리오·패트릭 밀로이
역자 / 최세환·오재근·한유창
발행자 / 박홍주
발행처 / 도서출판 푸른솔
편집부 / 715-2493
영업부 / 704-2571
팩스 / 3273-4649
디자인 / 여백커뮤니케이션
주소 / 서울시 마포구 삼개로 20 근신빌딩 별관 302호
등록번호 / 제 1-825

값 / 24,000원

ISBN 979-11-979876-2-5 (93510)

RUNNING
ANATOMY

SECOND EDITION 개 정 판

달리기 아나토미 | 신체 기능학적으로 배우는 달리기의 모든 것

조 풀리오·패트릭 밀로이 지음
최세환·오재근·한유창 옮김

푸른솔

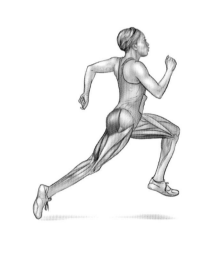

CONTENTS

서문

《달리기 아나토미》는 달리기와 관련된 움직임이 일어나는 동안 인체가 어떻게 그리고 왜 그렇게 작용하는지에 대해 알려준다. 움직임의 메커니즘을 해부 그림을 통해 설명함으로써 이 책은 달릴 때 신체에서 무슨 일이 일어나는지를 간단명료하게 보여준다. 보다 구체적으로 말하자면, 움직임이 어떻게 그리고 왜 뼈와 연조직(근육, 건, 인대, 근막, 혈관, 신경 등)의 상호작용을 통해 일어나는지, 아울러 주자가 자기 나름의 달리기 목표를 성취하도록 돕기 위해서는 무엇을 할 수 있는지를 설명한다. 또한 이번 개정판은 달리기 경기력이 어떻게 뇌에 의해 영향을 받는지도 다룬다.

이 책에 제시된 해부 그림은 달리기에 관여하는 해부구조를 이해하는 데 도움이 된다. 특히 뼈, 장기, 근육, 인대와 건이 어떻게 작용해 신체를 움직이는지를 이해하도록 돕는다. 각 장의 서두 부분은 해부 그림으로 보여주는 신체 부위의 기능을 설명한다. 운동마다 실린 해부 그림은 색상으로 구분해 각각의 운동 또는 달리기 특이적 움직임에 동원되는 주동근육(primary muscle), 이차근육(secondary muscle, 보조근육)과 결합조직(connective tissue)을 나타낸다.

주동근육   이차근육   결합조직

앞쪽 장들에서 달릴 때 신체가 어떻게 기능하는지를 자세히 설명하고 나서, 이어지는 장들에서는 경기력을 증진시키도록 고안된 구체적인 운동을 통해 신체를 강화하는 방법을 소개한다. 각각의 장은 해부구조의 특정 부위를 표적으로 하며, 이들 장에 포함된 운동은 달리기 경기력의 향상을 도울 뿐만 아니라 흔히 자연적으로 발생하지만 달리기가 근골격계에 가하는 부하에 의해 악화되는 해부학적 불균형을 제거해 부상의 방지에도 도움이 된다. 마지막 장들은 달리기에서 현재 화제가 되는 주제들을 다뤄 주자가 운동, 훈련과 장비에 대해 충분한 정보에 근거한 선택을 하도록 돕는다.

부상은 종종 반복적인 움직임으로 인해 일어나지만, 인체가 어떻게 그리고 왜 그렇게 움직이는지를 이해하면 주자는 경기력을 증진시키고 부상을 방지하는 간단한 방법을 알게 된다. 《달리기 아나토미》의 궁극적인 목표는 주자가 논리적이고 사용하기 쉬우며 달리기 경기력과 전반적인 달리기 경험의 향상에 모두 효과적인 근력 훈련 프로그램을 만들도록 돕는 것이다.

더 잘 달리는 것이 항상 더 빨리 달리는 것을 의미하지는 않는다. 이 책은 주자가 달리기를 더 느긋하게 완주하고 달리기로 인한 부상 또는 통증의 발생을 감소시키는 데 도움을 줄 것이다. 그 결과 주자는 자신이 완주한 달리기를 더 큰 즐거움으로 되돌아보고 아울러 긍정적인 기대 속에 다음에 나설 달리기를 고대할 수 있을 것이다.

감사의 글

《달리기 아나토미》 개정판의 출간은 톰 하이네, 미셸 말로니, 신시아 맥켄타이어, 앤 긴드즈 등 휴먼 키네틱스 편집진의 노고가 있었기에 가능했다. 또한 교정을 도와준 분들로 책의 체제를 구성하고 내용을 명확히 하는 데 도움을 준(특히 제2장) 미국해병대 크리스틴 타란토 소령과 의학박사 제이슨 프리드먼에게 감사한다.

나는 거의 30년 동안 달리기 코칭의 기술에 통달하려 노력해왔다. 그러한 과정에서 도움이 된 여러 코칭 동료, 훈련 파트너, 동료 경쟁자와 제자에게 깊은 감사를 드린다.

아울러 전문적 식견, 최고의 문장력, 그리고 나와 협조하려는 의지를 보여준 공저자 패트릭 밀로이 박사에게 특별한 감사를 표한다. 마지막으로 그 누구보다도 내 가족 젠, 개비, 딜런, 애나, 시드니, 소피와 빅토리아에게 이 프로젝트를 공감해준 데 대해 가장 큰 감사를 전한다.

– 조 풀리오 Joe Puleo

나의 문장력은 내가 25년 동안 의학 자문위원으로 일하였던 영국 《러너스 월드 (Runner's World)》의 다양한 편집인들이 해준 조언 그리고 휴먼 키네틱스 직원들이 보여준 도움과 격려 덕분에 길러졌다. 이들이 없었다면 이 프로젝트는 결코 순조롭게 진행되지 못하였을 것이다. 나의 해부학 지식은 맨체스터대학교 시절에 확립되었으며, 특히 스포츠와 달리기에 대한 나의 사랑이 이 책을 마무리한 원동력이 되었다.

내 아내 클레어의 사랑과 이해 그리고 내 가족과 친구들(달리기 세계에서 알게 된 사람들이 많다)의 성원이 없었다면 나는 이 프로젝트를 완료할 수 없었을 것이다.

– 패트릭 밀로이 박사 Dr. Patrick Milroy

운동 중의 주자

THE RUNNER
IN MOTION

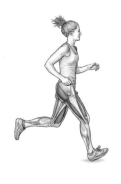

하일레 게브르셀라시에(Haile Gebrselassie)는 언젠가 "달리기 없는 삶도 없다"고 말한 적이 있다. 달리기에서 느끼는 이러한 즐거움은 지구촌의 수백만 명이 공감한다. 사실 달리기는 언어 및 문화 장벽을 뛰어넘는다. 그러므로 해외에 나간 이방인도 달리기 복장 및 운동화 차림을 하고 길을 나서기만 하면 취미가 비슷한 동지들과 함께 동일한 열정을 가지고 삶을 즐길 수 있다.

또한 즐거움과 더불어 건강 증진을 도모하는 활동들 중에서도 달리기는 선호도가 높다. 문명이 발달하면서 등장한 새로운 기술로 인해 사람이 생존을 위해 (사냥할 때이든 혹은 포식자로부터 도피할 때이든) 달려야 할 필요성은 줄어들었다. 그래서 오늘날 보통 사람은 조상들이 보았다면 대다수가 비현실적이고 치명적이라고까지 생각할 수 있는 방식으로 여가를 즐긴다. 따라서 달리기는 과거에 생사를 가르는 문제였던 반면, 인간 사회의 발달로 달리기는 새로운 특성을 띠게 되어 인간 경쟁, 사회화와 사회성, 그리고 과학 실험 및 발달을 표현하는 것이 되었다. 아울러 달리기는 아마도 가장 자연스러운 유형의 운동일 것이다. 달리기는 공격적이거나 반사회적인 행동을 요하지 않고 비싼 장비를 필요로 하지 않으므로 장애만 없다면 누구나 즐길 수 있다.

달리기의 역사는 수천 년으로 거슬러 올라가지만, 달리기가 하나의 스포츠 산업으로 발전하기 시작한 것은 불과 1970년대 말 이래이다. 이렇게 짧은 시기에 달리기와 관련된 다양한 요인들(옷과 신발, 식사의 생리적 효과, 그리고 환경 및 달리는 지면의 영향 등)이 연구, 실험, 발전과 검토를 거쳤다. 그 결과 약 200년 전 '철로(iron road)' 시대의 도래가 우리 조상의 삶을 바꿔놓은 것과 흡사하게, 이제 달리기는 수많은 사람의 일상생활에 파고들었고 거의 예외 없이 그들에게 상당한 도움을 주고 있다.

주자(runner)의 경기력에 영향을 미치는 요인들은 복잡하고 셀 수 없이 많다. 이 장은 특히 신체의 해부구조와 생리가 주자에게 영향을 미치는 방식에 중점을 둔다. 보다 구체적으로 말하자면 달리기에서 성공을 가져오는 특성과 체격을 다루고 가상적인 완벽한 주자의 체질을 고려한다.

해부학

'해부학(anatomy)'이란 말은 넓은 의미로 신체의 구조를 가리키는 것으로 받아들일 수 있다. 우리들은 대부분 자신의 몸에 대해 자부심을 갖고 싶어 하며, 건강의 추구로 피트니스 업계는 수십억 달러 규모의 산업으로 성장할 수 있었다. 우리가 육체적으로 운동을 할 수 있음에도 그러지 않기로 한다면 자신의 건강에 유익한 기회를 포기하는 셈이다. 그러나 피트니스는 우리가 완벽한 신체 모형에 얼마나 가까이 다가가는지란 측면에서 규정되어서는 안 된다. 우리의 체형은 우리의 통제를 벗어나는 경우가 현저하다. 예를 들어 우리의 키는 주로 유전적으로 결정되며, 키에 영향을 미치기 위해 영양을 적절히 공급하는 외에 우리가 할 일은 없다. 동시에 인체의 외모와 체질은 각자의 출발점에 상관없이 훈련을 통해 변화시킬 수 있다. 훈련된 신체는 훈련의 목표에 따라 선명한 근육 및 피부나 향상된 경기력 등으로 나타날 것이다.

많은 사람이 그러하듯이 달리기로 체형을 개선하는 것이 훈련의 목표라면 그 결과는 얼마나 많이 달리고 어떠한 종류의 달리기를 하느냐에 달려 있을 것이다. 체중을 줄이는 것이 훈련의 목표라면 달리기를 주 당 네다섯 번 수개월은 해야 뚜렷한 변화를 보게 될 수도 있다. 물론 체중을 재어보면 변화가 일어나고 있다고 확신은 서겠지만 말이다.

또한 달리기는 어떠한 기분이 드는지에도 영향을 미칠 수 있다. 사실 많은 과학적 증거에 따르면 달리기를 하면 기분과 자신감을 향상시키는 화학물질이 분비된다고 한다. 또 이러한 효과는 하루아침에 일어나지 않는다. 하지만 규칙적으로 달리는 습관을 들이면 아마도 신체가 단련되는 효과를 알게 되는 것보다 더 빨리 기분이 향상되는 효과를 경험할 것이다. 삶에서 모든 가치 있는 개선처럼 노력, 어느 정도의 어려움과 간혹 오는 좌절 없이 이와 같은 향상을 이루지 못할 것이다. 시어도어 루스벨트가 말하였듯이 "세상에 어느 것도 노력, 고통, 어려움을 의미하지 않는다면 그것은 가질만한 가치가 없거나 할 만한 가치가 없다."

종목별 신체 특징

육상경기 대회를 참관해보면 아마도 단지 체격을 살펴보기만해도 어느 주자가 어느 종목에서 경기할지를 추측할 수 있을 것이다. 예를 들어 단거리 주자는 흔히 신체가 잘 발달되어 있어 다부진 모습을 하고 있다. 반면 400~1500m 종목을 달리는 사람은 거리가 증가함에 따라 점진적으로 체격이 줄어들고 키가 작아진다. 결국 장거리 주자는 비정상적일 정도로 마르거나 심지어 영양결핍인 것처럼 보일 수 있다. 하지만 그러한 인상은 경주에서 그들의 경기력을 보면 사실이 아닌 것으로 드러난다.

이런 식으로 체형을 종목과 연관 지을 수 있다는 사실은 종목들을 위한 서로 다른 훈련이 신체에서 서로 다른 구조적 반응을 일으킨다는 점을 시사한다. 모든 주자가 경기에 대비해 훈련하고 있지만 훈련 방법은 서로 다르다. 장거리 주자는 트레일과 도로에서 수 킬로미터(빠르게, 느리게 및 오르막길을 달리는 구간을 섞어)를 힘써 달리고 정도는 덜 하지만 트랙 러닝과 저항 훈련을 포함시키고 있다. 반면 단거리 및 중거리 주자는 트랙 러닝을 강조하면서 웨이트리프팅, 피트니스 센터 훈련과 기타 선호하는 운동으로 몸을 요구되는 정점의 수준으로 끌어올리고 있다. 또한 일부 중거리(800~1500m) 주자는 주 당 최대 80~95㎞까지 달리는 현저한 유산소 운동을 포함시킨다. 물론 경기를 위해서가 아니라 자신의 즐거움을 위해 달리는 사람인 경우에는 이러한 정도의 전문적인 훈련이 필요하지 않거나 바람직하지 않을 수도 있다.

인체의 해부구조는 진화의 법칙에 의해 지배된다. 이 법칙에 따르면 근육을 사용하면 그 근육은 그러한 용도에 맞게 발달되는 반면 사용하지 않은 채 놔두면 그 근육은 약해진다고 한다. 그러나 신체의 윤곽은 근육뿐만이 아니라 다양하게 두터운 층을 이루는 지방에 의해서도 형성된다. 훈련을 하면 지방이 에너지 공급원으로 사용되어 그 층이 얇아진다. 국부감량(局部減量, spot-reduction)을 시도한 사람들이 알고 있듯이 지방층은 균등하게 또는 대칭으로 얇아지지는 않는다. 지방은 결코 사람이 가장 원하는 부위에서 먼저 사라지지 않는 것으로 보인다.

달리기 보행주기

인간은 어떻게 달릴까? 달리기는 그저 더 빠르게 걷는 것일까? 적절한 달리기 자세가 있을까? 나는 달리기 자세를 개선할 수 있을까? 그렇다면, 어떻게? 주자들은 흔히 이러한 질문을 달리기 전문가, 즉 의사, 연구자, 코치, 노련한 동료 주자 등에게 한다. 그 답변은 복잡하지만 운동 과학에 대해 약간의 지식이 있으면 가능하다.

여기에서는 달리기에 관여하는 신체 부위의 기본적 이해, 해부구조의 주요 부위를 동원하거나 동원을 푸는 생체역학, 그리고 달리기 동작의 시작에 따른 운동감각적(kinesthetic) 결과를 설명한다.

달리기는 보행주기(gait cycle, 그림 1-1)의 분석을 통해 이해할 수 있다. 걷기는 주기 중 양발이 동시에 지면에 닿아 있는 시점이 있는 반면(double support), 달리기는 주기 중 양발이 동시에 지면에서 '떨어져 있는(off)' 시점이 있다(double float). 주기는 한쪽 발이 지면에 처음 닿을 때 시작되어 그쪽 발이 지면에 다시

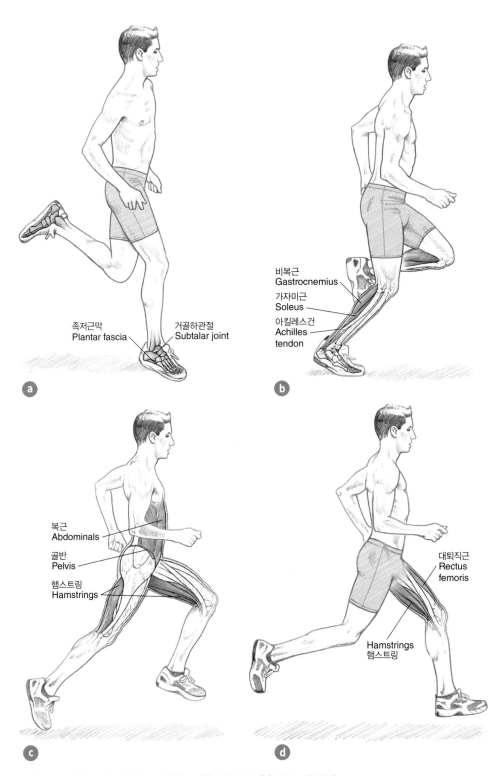

족저근막
Plantar fascia

거골하관절
Subtalar joint

a

비복근
Gastrocnemius

가자미근
Soleus

아킬레스건
Achilles
tendon

b

복근
Abdominals

골반
Pelvis

햄스트링
Hamstrings

c

대퇴직근
Rectus
femoris

Hamstrings
햄스트링

d

그림 1-1. 보행주기: (a) 첫 접촉, (b) 입각기, (c) 도약 단계, (d) 전방 스윙 단계.

16 CHAPTER 1

닿을 때 종료되는 기간으로 정의된다.

　보행주기에는 입각기(立脚期, stance or support phase)와 유각기(游脚期, swing phase)의 두 단계가 있다. 한쪽 다리가 입각기에 있으면 다른 쪽 다리는 유각기에 있게 된다. 입각기는 다시 발이 지면에 처음으로 닿는 접지기(foot strike), 중간 입각기(midstance)와 추진기(propulsion)로 나뉜다. 유각기는 부양(float)으로 시작되고, 전방 스윙(forward swing), 즉 스윙 반전(swing reversal)으로 이어지며, 착지(landing) 또는 흡수(absorption)로 종료되고, 이에 따라 다음 주기가 시작된다. 그림 1-1에서 오른쪽 다리는 입각기에 있고(지면에 닿아 있음) 후경골근과 장무지굴근을 동원하고 있다. 왼쪽 다리는 유각기에 있고 지면과 접촉할 준비를 하고 있다.

입각기

발이 지면과 첫 접촉을 하기 전에(유각기의 마지막 20% 부분에서) 대퇴사두근, 주로 대퇴직근이 매우 활성화된다. 일단 접촉이 이루어지면, 발과 하퇴부의 근육(전경골근과 비복근), 건, 뼈와 관절이 착지의 충격을 분산시킨다. 제4장에 설명되어 있듯이 보다 구체적으로 말하자면, 이러한 분산은 서로 관련되어 있지만 구분되는 3가지 발 움직임에 의해 일어난다. 즉 거골하관절(subtalar joint)이 내번(inversion)과 외번(eversion)을 하고, 중족부(midfoot)가 외전(abduction)과 내전(adduction)을 하며, 전족부(forefoot)가 족배굴곡(dorsiflexion)과 족저굴곡(plantar flexion)을 한다.

　이상적으로는 이러한 하퇴부 해부 구조물의 상호작용이 후족부(rear foot)

가 안쪽으로 기우는 '회내(pronation)'를 약간 일으킨다. 이와 같은 회내는 착지에 따른 충격을 중간 입각기 때 발의 표면 전체로 확산시켜 충격의 해소에 도움이 된다. 반면 중간 입각기 때 발이 회내가 부족한 과소회내(underpronation)이면 발의 외측면만 지면에 닿아 있기 때문에 착지의 충격을 완충할 준비가 떨어진다. 이러한 유형의 생체역학은 보통 아킬레스건의 만성 긴장, 종아리 후방 염좌(strain), 외측 무릎 통증과 장경인대의 긴장을 초래한다(이 모든 것은 제9장에서 다룬다). 이와 같은 증상은 반대쪽에 손상을 일으킬 수도 있다. 반대로 중간 입각기 때 발이 회내가 지나친 과다회내(overpronation)이면 경골의 내회전 때문에 경골 통증, 종아리 전방 손상과 내측 무릎 통증을 유발하거나, 아니면 위에서 발이 과소회내일 경우에 열거한 것과 동일한 손상을 일으킬 수 있다. 따라서 분명 과소회내 또는 회외(supination)를 가져오는 높고 경직된 족궁(arch)이나 낮고 과도하게 유연한 족궁처럼 극단적인 경우는 이상적이지 못하다. 경도 회내부터 중등도 회내까지가 정상이고 충격 스트레스의 처리에 가장 효과적이다.

입각기의 마지막 부분은 추진(propulsion), 밀기(push), 또는 발가락 떼기(toe-off)라고 한다. 운동선수가 둔근과 중심부(core) 근육을 동원하고 후경골근을 의식적으로 사용해 발을 지면에서 미는 데 능숙할수록 발이 지면과 접촉하는 시간이 줄어들 것이다. 지면 접촉 시간의 단축은 보통 보수(보폭의 수, turnover rate)가 증가하고 보폭이 동일하다면 속도가 빨라진다는 것을 의미한다.

유각기

지면과의 첫 접촉과 중간 입각기 이후에는 다양한 근육이 함께 작용해 추진을 가능하게 한다. 이러한 근육으로는 햄스트링, 고관절 굴근, 대퇴사두근과 종아리 근육(비복근과 가자미근)이 있다. 한 쪽 다리(그림 1-1에서 오른쪽 다리)가 입각기를 종료하고 유각기에 들어가는 동안 다른 쪽 다리(같은 그림에서 왼쪽 다리)는 그만의 유각기를 종료하고 입각기를 시작할 준비를 해 하나의 주기를 완료한다. 지면과의 접촉을 이미 끝낸 다른 쪽 다리(왼쪽 다리)는 골반의 전방 회전과 동시에 요근에 의한 고관절 굴곡에 따라 전방으로 움직이는 동작을 시작한다. 이와 같이 다리가 전방 스윙 단계를 지나면서 햄스트링이 신장되므로 대퇴사두근에 의해 뻗어진 하퇴부가 앞으로 뻗어지는 것을 제한한다. 몸통이 가속화되면서 하퇴부와 발이 지면으로 내려가기 시작해 지면에 닿는 순간 머리부터 발가락까지 수직선이 형성된다.

각각의 다리에 의해 이루어지는 두 주기는 동시에 일어난다는 점에 주목한다. 한쪽 발이 지면에서 떨어져 유각기를 시작할 때 다른 쪽 다리는 입각기를 시작할 준비를 한다. 이렇게 달리기 움직임은 역동적 특성으로 인해 해부구조에서 관련 부위를 구분하기가 어려운데, 걷기에서와 달리 위치 에너지(potential energy, 신체 내에 저장된 에너지)와 운동 에너지(kinetic energy, 동작으로 생성되는 신체 에너지)가 동시에 발생하기 때문이다. 본질적으로, 달리기에 관여하는 근육은 주동근(agonist, 원하는 동작을 일으키는 근육)과 길항근(antagonist, 주동근이 일으키는 동작에 대립하거나 이를 안정화하는 근육)의 작용을 모두 하면서 끊임없이 활성화되어 신장성 및 단축성 수축(eccentric and concentric contractions)을 모두 일으킨다.

입각기에서 중심부(core)의 역할은 유각기에서와 동일하게 상체에 안정성을 제공해 골반이 정상적으로 비틀리고 회전되도록 하는 것이다. 골반을 안정화해 적절하게 기능할 수 있도록 하는 것은 중요한데, 알다시피 보행주기는 한쪽 다리가 입각기를 거쳐 움직이는 동안 다른 쪽 다리가 유각기를 거쳐 동시에 움직이는 것으로 정의되기 때문이다. 중심부에 관한 보다 자세한 논의는 제6장에서 다뤄지나, 현재로는 중심부가 불안정하면 보행주기에 부정적인 영향을 미치고 부상을 초래할 수 있다고만 말해둔다.

팔도 안정과 균형을 돕지만 그 방식은 약간 다르다. 각각의 팔은 반대쪽 다리의 균형을 잡아주어, 오른쪽 다리가 앞으로 나가면 왼쪽 팔도 앞으로 나가고 반대쪽도 마찬가지이다. 아울러 양팔은 서로 균형을 잡아주어, 몸통을 안정된 상태와 적절한 자세로 유지하도록 돕고 팔의 움직임이 좌우로 흔드는 동작이 아니라 전후로 이루어지도록 한다. 반면 팔의 움직임이 나쁘면 달리기의 효율성과 경제성을 모두 저해해 주자가 대가를 치르게 된다. 효율성의 저하는 다리가 흔드는 팔을 '따라가' 약간 흔들림으로써 보폭이 단축되기 때문이며, 경제성의 저하는 자세가 나쁘면 에너지 소모가 현저히 증가하기 때문이다.

보행주기에서는 양쪽 다리가 주기를 동시에 수행한다는 점을 감안하면(그리고 근육, 건, 관절 등 해부 구조물의 동일한 부위가 동시에 여러 기능을 수행한다는 점을 고려하면), 운동 사슬(kinetic chain)에서 붕괴, 즉 기능 상실이 일어날 가능성이 있다. 이와 같은 붕괴는 대개 내재적인 생체역학적 불균형 때문에 일어나며, 이러한 불균형은 달리기 동작의 역동적 반복에 의해 악화된다. 예를 들어 대퇴사두근과 햄스트링은 모두 보행주기의 착지 단계에서 동원된다. 대퇴사두근은 다리를 신전시키고 햄스트링은 무릎의 굴곡을 제한한다. 대퇴사두근은 현저히 더 강하기 때문에 움직임이 유연하기 위해서는 햄스트링이 최적의 능력으로 작용할 수 있어야 한다. 햄스트링이 약화되어 있거나 유연하지 않으면 그에 따른 불균형이 부상을 초래할 것이다.

이는 해부학적 불균형으로 인해 부상 가능성이 있다는 한 가지 분명한 예에 불과하다. 이러한 상황과 기타 경우를 방지하기 위해 이 책은 종합적인 근력 훈련 프로그램을 소개한다. 운동들은 주동근과 길항근을 모두 발달시키고 아울러 관절을 강화함으로써 운동들이 서로 보완하도록 구성되어 있다.

ABC 달리기 훈련

근력 훈련 외에, 어떻게 달리기 자세와 경기력을 개선할 수 있을까? 달리기는 신경근육 요소(neuromuscular component)를 포함하기 때문에, 달리기 자세는 해부구조에서 관련 부위들의 움직임을 조화시키는 특정한 자세 훈련을 통해 개선할 수 있다.

1950년대에 제라드 마크(Gerard Mach) 코치에 의해 개발된 이 훈련은 간단하고 충격 스트레스를 거의 일으키지 않는다. 본질적으로, 달리기의 ABC라고 흔히 일컬어지는 이 훈련은 보행주기의 단계를 무릎 들어 올리기(knee lift), 대퇴부 동작(upper leg motion)과 밀기(push-off)로 구분한다. 각각의 단계를 분리하고 움직임을 느리게 함으로써, 이 훈련은 적절히 수행하면 주자의 운동감각(kinesthetic sense)을 발달시키고 신경근육 반응을 촉진하며 근력 발달을 돕는다. 적절히 수행한 훈련은 적절한 달리기 자세로 이어지게 된다. 원래 이 훈련은 단거리 주자를 위해 고안되었으나, 주자라면 누구나 사용해도 좋다. 훈련은 주당 한두 번 해야 하고 15분이면 마칠 수 있다. 적절한 자세에 집중한다.

A 동작

A 동작(A motion, 그림 1-2)은 고관절 굴근과 대퇴사두근에 의해 추진된다. 이 움직임은 걸으면서 혹은 보다 역동적으로 A 뛰기(A skip) 또는 A 달리기(A run)로서 수행할 수 있다. 이 움직임은 무릎 굴곡과 골반 전방 회전을 동반한다(그림 1-2c). 한편 팔의 움직임은 단순하고 하체를 추진하기보다는 하체 동작과 균형을 이룬다. 들어 올린 다리의 반대쪽 팔은 팔꿈치를 90도 구부리며, 어깨관절이 중심축으로 작용하는 가운데 시계추처럼 앞뒤로 움직인다. 반대쪽 팔도 동시에 반대 방향으로 움직인다. 양손은 손목관절에서 느슨하게 쥐어야 하고 어깨 높이 위로 올리지 않아야 한다. 들어 올린 다리를 내리는 것을 강조하며, 이는 다른 쪽 다리의 무릎 들어 올리기를 시작하게 한다.

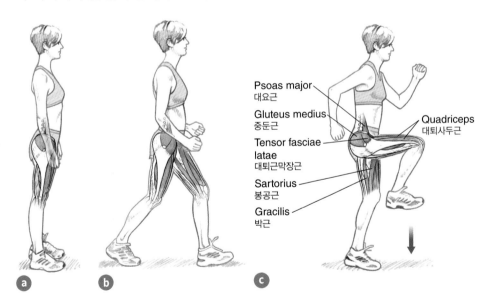

Psoas major
대요근

Gluteus medius
중둔근

Tensor fasciae
latae
대퇴근막장근

Sartorius
봉공근

Gracilis
박근

Quadriceps
대퇴사두근

그림 1-2. (a) A 동작 1. (b) A 동작 2. (c) A 동작 3.

B 동작

B 동작(B motion, 그림 1-3)은 대퇴사두근에 의존해 다리를 뻗고 햄스트링에 의존해 다리를 지면 방향으로 내려 착지 단계를 준비한다(그림 1-3c). 순서상 대퇴사두근이 A 동작 자세에서 다리를 가능한 한 충분히 뻗게 한 다음, 햄스트링이 하퇴부와 발을 지면으로 강하게 내린다. 달리기에서는 전경골근이 발목의 족배굴곡을 일으켜 적절한 발뒤꿈치 착지를 하도록 발의 자세를 잡으나, B 동작에서는 족배굴곡을 최소화해 발이 중간 입각기에 보다 가깝게 착지하도록 해야 한다. 이러한 정확성을 기하면 발뒤꿈치에 가해지는 충격이 감소하며, 아울러 여기서는 발의 생체역학이 달리기에서보다 덜 관여하기 때문에 위와 같은 착지가 전족부의 손상을 촉진하지 않는다.

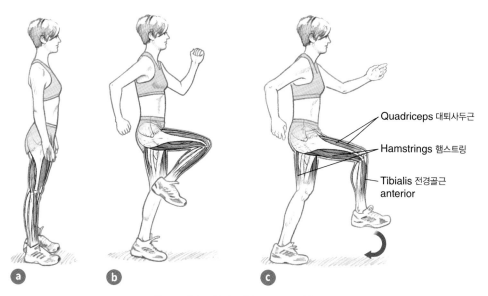

Quadriceps 대퇴사두근
Hamstrings 햄스트링
Tibialis 전경골근
anterior

그림 1-3. (a) B 동작 1. (b) B 동작 2. (c) B 동작 3.

C 동작

달리기 보행주기의 마지막 단계는 햄스트링이 지배한다(그림 1-4). 발이 지면에 닿을 때 햄스트링은 계속해서 수축하며, 이제는 다리 뻗는 것을 제한하는 것이 아니라 발을 둔부 아래로 당겨 올려 또 다른 주기를 시작하게 한다. 따라서 이 운동의 강조점(그림 1-4b)은 발을 둔부 바로 아래로 당겨 올려, 이 동작을 수행하면서 그리는 호와 걸리는 시간을 단축해 또 다른 주기가 시작될 수 있도록 하는 것이다. 이 운동은 짧게 끊어 폭발적으로 빨리 수행한다. 양팔은 다리의 빠른 움직임과 비슷하게 신속히 움직이며, 양손은 A 및 B 동작에서보다 조금 더 높이 그리고 몸에 더 가깝게 둔다. 또한 단거리 달리기에서 취하는 체위와 비슷하게 몸통을 보다 두드러지게 앞으로 기울이면 이 동작이 수월해진다.

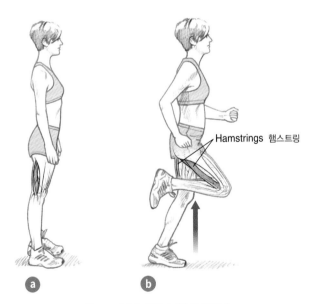

Hamstrings 햄스트링

그림 1-4. (a) C 동작 1. (b) C 동작 2.

결론

주자는 어떤 스타일을 지향하도록 코치가 지도할 수는 있지만, 운동 중 피로가 서서히 몰려오면 그러한 스타일을 유지하기가 어려울 수도 있다. 그러한 경우에 주자는 원래 스타일로 돌아가 자기 체질에 맞는 자연스러운 방식으로 움직이기 쉽다. 그런 스타일은 보기에도 좋지 않고 가장 효율적인 달리기 방식이 아닐 수도 있으나, 피로가 오면 그건 불가피한 경향이 있다. 다음 장에서는 주자의 해부구조를 개선하는 방법 중에서도 근력 훈련이 이러한 성향의 억제에 미치는 효과를 살펴본다.

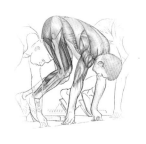

달리기 경기력의 향상은 많은 요인에 달려 있다. 이 장에서는 훈련의 생리학적 영향(젖산염 생성)과 중추 제어자 모델(central governor model, CGM)에서 제시되는 무의식적인 신경학적 영향이 경기력에 어떻게 작용하는지를 살펴본다. 또한 서로 다른 유형의 훈련 개념을 설명하며, 각각의 방법이 어떻게 심혈관계와 심폐계에 유익해 결국 달리기 경기력의 향상으로 이어지는지에 특별한 관심을 기울인다. 이러한 향상은 부적절한 훈련(특히 근력 훈련이 너무 적은 경우 또는 너무 긴 거리를 너무 빠른 속도로 달리는 경우)으로 근골격계를 소홀히 하거나 남용하면 무위로 돌아갈 수 있으므로, 각각의 훈련을 최선으로 수행하는 방법을 소개하고 적절히 수행하지 않을 경우의 단점도 알려준다. 그러나 심지어 아무리 지혜로운 훈련이라도 근육 불균형과 해부학적 결점을 악화시킬 수 있다. 경기력 증진을 위해 근력 훈련을 전인적 플랜(holistic plan, 인체를 통합된 시스템으로 보는 플랜)에 포함시키는 것은 여러 면에서 타당하다.

심혈관계와 심폐계

심혈관계(cardiovascular system)는 심장, 혈액과 혈관(정맥과 동맥)을 포함하는 순환 혈액 전달 시스템이다. 간단히 말해 심장은 혈액을 뿜어낸다. 혈액은 심장에서 나와 동맥을 통해 근육, 조직과 장기로 전달되며, 그런 후 정맥을 통해 심장으로 되돌아간다(그림 2-1).

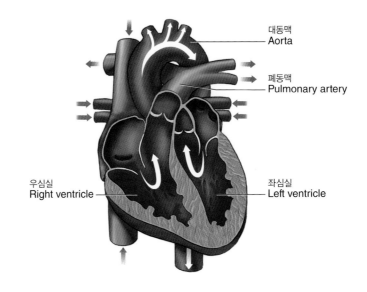

대동맥
Aorta

폐동맥
Pulmonary artery

우심실
Right ventricle

좌심실
Left ventricle

그림 2-1. 혈액은 심장의 방들을 통해 흐른다.

심폐계(cardiorespiratory system)는 심장과 폐를 포함한다. 공기는 호흡에 의해 입과 코로 흡입된다. 횡격막과 기타 근육들이 작용해 공기가 폐로 들어오고, 그러면 폐에서 공기에 포함된 산소가 혈액과 섞이며(그림 2-2), 그러한 혈액은 심장으로 되돌려져 전신으로 뿜어진다. 그림 2-3은 호흡 중에 작용하는 근육을 보여준다.

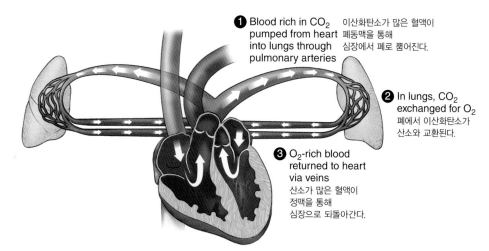

❶ Blood rich in CO_2 pumped from heart into lungs through pulmonary arteries
이산화탄소가 많은 혈액이 폐동맥을 통해 심장에서 폐로 뿜어진다.

❷ In lungs, CO_2 exchanged for O_2
폐에서 이산화탄소가 산소와 교환된다.

❸ O_2-rich blood returned to heart via veins
산소가 많은 혈액이 정맥을 통해 심장으로 되돌아간다.

그림 2-2. 폐에서의 산소 교환

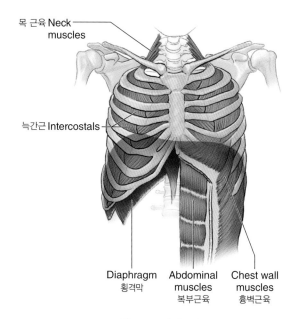

목 근육 Neck muscles

늑간근 Intercostals

Diaphragm
횡격막

Abdominal muscles
복부근육

Chest wall muscles
흉벽근육

그림 2-3. 호흡을 돕는 근육

심혈관계와 심폐계 간의 상호작용은 심장이 폐동맥을 통해 혈액을 폐로 뿜어낼 때 일어난다. 이 혈액은 흡입된 공기(산소)와 섞인다. 이렇게 산소를 공급받은 혈액은 폐정맥을 통해 다시 심장으로 전달된다. 그러면 심장의 동맥은 산소가 풍부한 적혈구가 갖춰진 혈액을 신체 근육으로 공급해(그림 2-4) 달리기와 같은 운동을 지원한다.

이러한 심혈관계와 심폐계의 상호작용을 통해 어떻게 달리기 경기력이 향상될 수 있을까? 간단히 말해 심혈관계와 심폐계가 더 발달되어 있을수록 신체에 공급되는 혈액량이 더 많아진다. 혈액량이 더 많아지면 더 많은 부산소 적혈구를 이용해 근육을 가동시킬 수 있고 더 많은 혈장을 이용해 '해당(glycolysis)' 과정을 통한 에너지의 생성을 도울 수 있다.

신경근육 기능, 근지구력, 근력, 유연성과 같은 기타 요인들도 달리기 경기력의 향상에 관여한다. 잘 발달된 심흉계들(cardiothoracic systems, 심장과 폐는 신체의 흉부에 위치하므로 '심흉'이라는 용어를 쓴다)이 강한 기반이 될 경우에 이러한 기타 요인들은 지속 가능한 경기력의 향상에 도움이 될 것이다. 이상에서 설명한 과

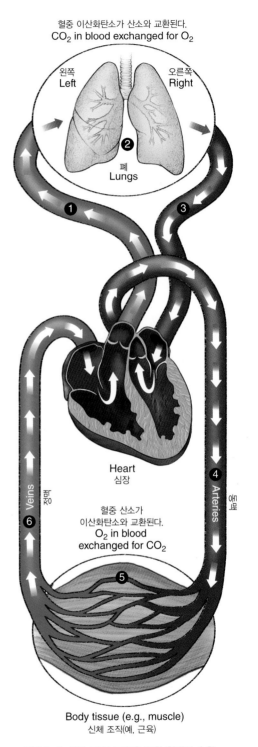

그림 2-4. 심장, 폐와 근육을 통한 혈액의 순환

학은 운동 과학이 되며, 훈련 모델에 적용할 경우에 달리기 경기력의 향상에 유용한 지침이 된다. 다음에서 설명하는 훈련에 관한 논의는 심혈관계와 심폐계의 해부학 및 생리학에 근거한다.

전통적인 훈련 진행 모델

전통적인 훈련 진행 모델(그림 2-5)은 대개 잘 구성된 기초 혹은 초급 훈련기 (base or introductory training period)로 시작되며, 기초 훈련은 점차 지속시간을 늘리면서(체력이 향상됨에 따라) 하는 부담 없는 달리기(easy run)와 저부하-고반복으로 이루어지는 근력 훈련으로 구성된다. 보통 이 기간(주기) 다음에는 약간 더 짧지만 아직도 현저히 길게 지속되는 달리기 근력(파워) 훈련(역치 훈련[threshold training]과 특정한 언덕 훈련)과 저항의 증가를 포함하는 근력 훈련이 뒤따른다. 마지막 단계는 고강도(VO$_2$max) 달리기를 하는 짧은 기간, 아울러 저항 훈련을 하는 유지기, 이어 계획된 휴식을 갖는 기간(컨디션 조절기, taper)으로 이루어진다. 이와 같은 훈련 진행은 그 성공 또는 실패와 향후 완료해야 하는 경주 거리에 따라 조정된다. 그런 다음 훈련 진행 끝에 확실한 휴식기를 두며, 이러한 훈련 진행 모델이 주자가 경기력 중심 달리기 경력을 이어가는 동안 반복된다.

여기서는 서로 다른 훈련 개념 및 그 적용을 설명하게 된다. 흔히 훈련 철학의 표면상 차이는 단순한 의미론으로 귀결된다. 훈련 언어는 성문화되어 있지 않으므로 코치들이 항상 용어를 동일한 방식으로 이해하고 적용하는 것은 아니다. 우리의 목표는 서로 다른 훈련 전략의 전반적인 개념을 소개하고 달리기 훈련에 대한 서로 다른 접근법을 완벽히 이해하지 못하게 할 수도 있는 의미론적 차이를 좁히는 것이다.

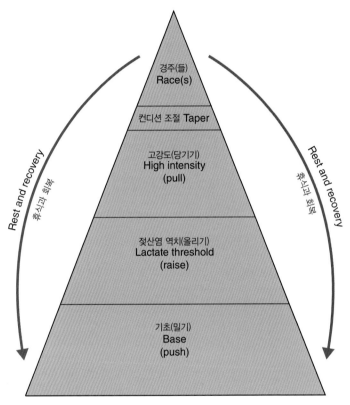

그림 2-5. 훈련 진행 모델의 단계

궁극적으로, 달리기 훈련과 저항 훈련을 하면 하나의 목표, 즉 달리기 경기력의 향상에 이바지한다. 전통적인 모델에 따르면, 이러한 목표를 성취하기 위해서는 주자가 젖산염 역치(lactate threshold, LT) 속도를 증가시켜야 한다. LT 속도는 일반적으로 보통 주자가 8,000~10,000m 경주를 최적으로 달릴 수 있는 속도로 정의할 수 있다. 속도는 구체적인 수치보다는 범위(예로 마일 당 8분에서 8분

10초)로 표현되는 경향이 있는데, 수치는 코스 난이도, 지형 및 날씨의 변동으로 인해 과도하게 제한적일 수 있다.

젖산염 역치 속도를 증가시키기 위해 코치와 과학자들은 훈련 방법에 대해 여러 이론을 제시하고 있다. 본질적으로, 이론들은 유산소 역치 운동을 통해 LT를 위로 '밀거나', 목표 LT 속도를 향한 운동으로 LT를 '올리거나', 혹은 VO_2max 훈련을 통해 LT를 위로 '당겨', 현재의 LT 속도를 더 수월하고 보다 경제적인 것으로 만들려 한다.

각각의 단계를 위한 달리기는 대다수가 지구력을 위한 달리기 또는 비교적 부담 없는 달리기이다. 단계들을 위와 같이 명명하면 각 단계의 발전 목적을 이해하는 시각적 단서를 제공한다.

기초 또는 초급 훈련 (밀기)

기초 또는 초급 훈련의 개념은 비교적 간단하나, 적용에는 약간 더 미묘한 차이가 있다. 폭 넓은 기초 단계란 개념은 1950년대 말과 1960년대에 유행한 리디아드(Lydiard) 스타일 훈련의 핵심이었다. 이 단계에서 달리기의 속도는 항상 부담 없고(비록 리디아드는 유산소 역치를 증가시키기 위해 더 빠른 속도의 노력을 촉구하였지만) 격렬하거나 무산소적이지 않다는(기존 산소를 사용함) 점과 훈련의 양은 점차로 늘려야 한다는 점에 대부분의 코치가 동의할 것이다. 하지만 훈련 양을 줄이는 주를 두어 그 양이 점증하는 추세를 완충하고 회복을 도우며 새로운 훈련 부하에 대한 적응을 촉진해야 한다고 한다.

3주 훈련 주기를 사용하는 한 가지 체계적인 접근법을 소개하자면, 1주 차에서 2주 차까지는 주 당 4~6일 달리기 훈련을 하면서 주가 바뀌면 훈련 양을 10% 늘리고 3주 차에서는 1주 차의 훈련 양을 반복한다. 부상을 방지하기 위해 매주 장거리 달리기는 그 주 총 훈련 양의 25%를 초과하지 않아야 하는데,[1] 비록 성공적인 코치들이 33%까지 허용하고 있고 피트 휘징어(Pete Pfitzinger)와 스콧 더글러스(Scott Douglas)는 한 주에 2번의 장거리 달리기를 하도록 추천하지만 말이다.[2] 웨이트의 무게가 아니라 적절한 자세 및 움직임을 강조하는 근력 훈련 세션을 주 당 2~3번 하면 이러한 달리기 훈련을 보완할 것이다.

1만 미터를 넘는 경주에 대비해 훈련하는 경우에 이 단계의 훈련 주기는 훈련 진행에서 가장 긴 것인데, 이는 심흉계들의 발달을 통해 이루어지는 훈련 적응이 더 느리기 때문이다(속도 및 근육 발달에 비해). 비교적 속도가 느린 달리기는 시간이 더 오래 걸리므로, 반복적인 산소 흡입 및 심장 펌핑과 폐에서 심장으로, 그리고 심장에서 근육으로 중단 없는 혈액 흐름(혈류)을 요한다. 이러한 작용은 모두 모세혈관의 발달과 혈류의 개선을 돕는다. 모세혈관의 발달이 증가하면 혈액을 근육에 더 많이 전달하는 데, 그리고 근육과 기타 조직에서 근육의 적절한 기능을 방해할 수 있는 노폐물을 제거하는 데 모두 도움이 된다. 그러나 이와 같은 적응에는 시간이 걸린다. 사실 장거리 주자의 완전한 심혈관계 발달에는 10년 또는 그 이상이 소요될 수도 있다. 이에 비해 속도가 더 빠른 달리기에 집중하는 운동선수인 경우에 아마도 이의 절반 기간이면 될 것이다. 이렇게 발달 기간이 더 길기 때문에, 단거리 주자는 20대 초중반에 정상급 수준에서 경기하는 반면 장거리 주자는 20대 중반 이후가 되기까지는 좀처럼 전성기에 이르지 못한다.

기초 훈련의 중요성을 무시하거나 경시하는 훈련 프로그램은 운동 과학의 원칙을 무시하는 프로그램이다. 부담 없는 유산소 달리기에 폭 넓게 의존하지 않는 경기력 증진 훈련 프로그램은 실패하기 마련이다. 흔한 질문의 하나가 기초 훈련 기간을 어느 정도로 해야 하느냐는 것이다. 간단한 것처럼 보이는 이 질문에 대한 답변은 간단하지 않다. 하지만 최선의 답변은 운동선수가 매일의 달리기가 얼마나 쉽게 '느껴지는지'를 주관적으로 해석하고 이를 기준으로 달리기 체력과 근골격계 근력이 만족스럽게 발달되었다고 판단할 때까지 기초 훈련 기간이 지속되어야 한다는 것이다. 그러나 운동선수가 지겨워하거나 동기부여가 되지 않을 정도로 길어서는 안 된다. 1만 미터를 넘는 경주에 대비해 훈련하는 경험 많은 주자인 경우에 적절한 지침은 6~8주이다. 1만 미터 이하의 거리를 위해 훈련하는 경험 많은 주자라면 4~6주의 기초 훈련이면 된다. 초보 주자인 경우에는 기초 훈련 기간이 더 길어 첫 4~6개월의 달리기에서 이 기간이 대부분을 차지할 수도 있다.

또 하나 흔한 질문은 운동선수가 '부담 없는(easy)' 달리기에서 얼마나 빨리 달려야 하느냐는 것이다. 젖산염 역치 검사 또는 운동부하 검사를 받아 구체적인 수치를 설정하는 것만큼은 못하지만, 보수적인 권장지침은 최대 심박수의 70~75%를 권장한다. 또 다른 접근법으로 필립 매피톤(Philip Maffetone) 박사는 유산소 훈련에 이상적인 최대 유산소 훈련 심박수를 알아보기 위한 공식을 제시했다. 이 공식은 180이란 수치에서 자신의 나이를 뺀 다음 자신의 최근 훈련 양과 건강에 관한 구체적인 질문에 대한 대답에 따라 주어지는 수치를 더하거나 빼게 되어 있다. 자세한 내용에 대해서는 매피톤의 글 "180 공식: 실제 유산소 훈련을 위한 심박수 모니터링"을 참조한다.[3] 또한 페이스 차트(pace chart)를 사용하면 경주 경기력 또는 필드 테스트에 따라 유산소 훈련의 속도를 결정하는 데 도움이 될 수 있는데, 잭 다니엘스(Jack Daniels)의 저서 《다니엘스의 달리기 공식

(Daniels' Running Formula)》 3판(2014)을 참조한다. 이 차트는 아주 정확하고 데이터를 효과적으로 사용하는 방법을 설명한다.

기초 훈련에서 근력 훈련에 가장 좋은 접근법은 전신 근력을 발달시키는 운동을 10~12회 반복으로 여러 세트 하는 것이다. 특히 이 단계의 훈련에서는 늘 중요하기는 하지만 기능적 근력이 전신의 근지구력과 근력을 발달시키는 것보다 덜 중요하다. 이것이 운동선수가 처음으로 근력 훈련을 진행하는 경우라면 운동의 적절한 수행이 무엇보다 중요하다. 그렇지 않고 운동선수가 휴식기를 가진 후 근력 훈련을 재개하는 경우라면 목표는 달리기와 근력 훈련을 병행하는 프로그램의 신체 부하에 다시 익숙해지는 것이다. 근력 훈련은 주 당 2~3번 실시해야 한다. 그러나 주 당 하루는 운동에서 완전히 자유로워야 하므로, 주 당 4일 또는 5일 달리기를 하는 계획을 따른다면 근력 훈련 운동은 달리기를 하는 날에 하거나(달린 후) 달리기를 쉬는 날에 해야 한다.

리디아드 모델 (밀기)

아서 리디아드(Arthur Lydiard, 1917~2004)는 유산소 달리기 훈련의 선구자였다. 그의 개념은 당시에 매우 좋은 평가를 받아 그의 코칭 방법을 유지하고 적용하는 토대가 되었다. 리디아드의 훈련법은 LSD(long, slow distance)란 용어와 연관되어 왔지만, 그가 제시한 훈련법의 강조점은 긴 거리를 천천히 달린다는 것이 아니라, 보다 적절히 표현하자면, 규칙적으로 그리고 열심히 노력해 달린다는 것이었다. 더욱이 그의 훈련법은 인터벌 트레이닝 방법을 반박하였는데, 이 인터벌 트레이닝 훈련법은 명목상의 창시자인 체코슬로바키아의 에밀 자토펙(Emil Zátopek, 에밀 자토페크)이 성공하자 1950년대에 인기를 끌었다.

리디아드 훈련법은 훈련하는 사람에게 노력이 유산소 역치에 이르기 전에 자신이 달성할 수 있는 가장 빠른 속도로 규칙적으로 달리도록 요구하는데, 유산소 역치는 흔히 측정가능한 혈중 젖산염 농도인 약 2mmol/L이다. 리디아드 스타일 훈련법의 궁극적 목표는 혈중 젖산염 농도가 젖산염 역치인 3.6~4mmol/L에 가까워지기 전에 유산소 역치를 가능한 한 높이 밀어 올리는 것이다. 달리기 의미에서 보면, 구체적인 목표는 유산소 역치를 증가시켜 젖산염 역치를 밀어 올리는 것인데, 젖산염 역치는 신체가 감속해 과도한 젖산염에 반응하는 시점이다. 전체 젖산염 모델(특히 3.6~4mmol/L을 상한으로 하는 것)이 다소 자의적인 듯도 하지만(이 장의 중추 제어자 모델에서 논의하는 내용 참조), 젖산염 농도는 운동 중 혈액 분석을 통해 측정할 수 있기 때문에 이는 운동 생리학자들 사이에 지배적인 모델이 되고 있다.

젖산염 역치 훈련 (올리기)

'젖산염 역치(lactate threshold, LT)'란 용어는 많은 운동 생리학자, 달리기 코치와 주자에게 대화의 주요 주제이다. 여기서는 젖산염 역치 이론에 대해 어떤 정의를 내리려 하지 않는다. 대신 '젖산염 역치'(무산소 역치, 젖산염 전환점, 또는 젖산염 곡선으로 바꿔도 좋다)란 용어를 적용해 (속도가 빠른 훈련에 내재하는 근육 수축 때문에) 혈중 젖산염 농도를 상승시키는 종류의 달리기를 설명한다. 이러한 상승은 더 빨리 또는 동일한 속도로 더 길게 달리는 것을 억제한다. 혹은 덜 과학적으로 표현하자면 그것은 사람이 지치기 전에 약 8~10㎞ 동안 지탱할 수 있는 편안하게 열심히 달리는 노력(comfortably hard effort)이다. 이는 1만 미터 경주 속도에 가깝다.

젖산염(젖산[lactic acid]이 아님)은 오랜 운동 중 근육에 의해 사용되는 연료이다. 근육에서 생성된 젖산염은 간에서 포도당으로 전환되며, 이러한 포도당은 에너지원으로 사용된다. 극심한 육체 활동으로 인해 생성되는 화학적 부산물로 경기력을 제한하는 물질을 논할 때 젖산(젖산염과 화학적으로 동일한 화합물은 아니지만 보통 동의어로 사용됨)이 주범이라고 오래전부터 주장되어 왔다. 그러나 젖산염은 피로를 초래하기보다는 오히려 혈당 농도의 저하를 지연시켜 결국 경기력을 도울 수 있다.

또한 역치 훈련은 기초적인 유산소 또는 회복 달리기보다 심흉계들에게 더 큰 자극을 주기 때문에 달리기 경기력에 도움이 된다. (물론 부담 없는 달리기로 쌓은 기반이 없다면 유산소 체력의 부족과 부상 가능성으로 인해 젖산염 역치 운동은 시도조차 어려울 수 있다.) 더욱이 젖산염 역치 훈련은 지속시간이 더 짧기 때문에 근골격계에는 큰 영향을 주지 않는다. 그 결과 편안하게 열심히 달리는 노력으로 15~35분(선수의 목표 경주 일에 따라) 달리고 그러한 노력의 타이밍(선수의 훈련 프로그램에서 훈련을 경주 일에 얼마나 가깝게 실시하는지)을 조정하면 선수는 심흉계들이 발달하는 속도를 가속화할 수 있다.

역치 운동의 종류로는 템포 런(tempo run, 종종 젖산염 역치 달리기와 바꿔 말하기도 함), 크루즈 인터벌(cruise interval), 마일 리피트(mile repeat)와 항정 상태 달리기(steady-state run, 템포 런보다 미미하게 더 느림)가 있으며, 이들은 속도와 지속시간이 조금씩 다를 뿐이다. 궁극적으로 이러한 달리기들은 모두 젖산염형 달리기의 목적(달리기 중 채혈하면 젖산염 측정치가 4mmol/L로 나오는 경우)을 달성하게 되는 반면, 부담 없는 유산소 달리기는 젖산염을 거의 생성하지 않게 된다.

템포형 훈련에 관한 좋은 자료는 잭 다니엘스의 저서 《다니엘스의 달리기 공식》 3판(2014)이다. 저자는 현재 체력과 달려야 할 경주 거리에 따라 노력의 속도 및 지속시간을 추천한다. 역치 달리기는 VO₂max 노력보다는 주자의 신체에 스트레스를 덜 가하지만 어느 형태든(템포 런, 크루즈 인터벌, 마일 리피트 등) 매일 하는 유산소 또는 회복 달리기보다 더 긴 회복기를 요한다. 대부분의 보통 주자는 젖산염 역치 단계에서 역치형 달리기를 격주에 한 번 이내로 해야 하며, 이러한 달리기는 열심히 달리는 노력으로 취급되어야 한다. 따라서 이런 달리기를 하기 하루 전에 부담 없는 달리기와 40~60m 정도 더 빨리 달리는 달리기를 하고, 역치형 달리기를 한 다음 날에는 부담 없는 달리기를 하거나 쉰다.

부담 없는 달리기가 여전히 이 단계의 훈련에서 대다수를 차지한다는 점에 주목한다. 훈련의 진행에 역치형 훈련(그리고 특정한 언덕 훈련)을 도입한다는 것이 대개 초급 훈련 단계와 다른 유일한 차이점이다.

이 단계의 훈련 진행에서 근력 훈련은 고도로 개인적이다. 강조점은 운동선수의 약점에 대응하고 빨리 달리는 것과 직접 관련이 있는 기능적 운동의 수행에 두어야 한다. 예를 들어 주자가 팔의 근력이 부족하다면 비교적 고부하이면서 비교적 저반복인(4~6회) 팔 운동을 (지칠 때까지) 수행하는 데 강조점을 두어야 한다. 주자가 5000m 달리기를 위해 훈련하고 있다면 기능적인 햄스트링 근력을 기르는 것도 중요하다. 이러한 목적에 아주 효과적인 2가지 운동이 덤벨 루마니아 데드리프트(dumbbell Romanian deadlift)와 굿모닝(good morning)으로, 이들 운동은 햄스트링 및 둔근 복합체를 모두 동원하므로 달리기 보행에 관여하는 해부 구조물의 상당한 부분을 단련시킨다. 훈련의 강도 때문에 근섬유는 휴식기를 가져야만 스스로 복구해 늘어나는 운동 부하에 적응할 수 있다. 그러므로 근력 훈련 운동은 주 당 2번이면 충분하다.

인터벌과 VO$_2$max 훈련 (당기기)

'인터벌 트레이닝(interval training)'은 고정된 휴식 간격을 두고 비교적 짧은 거리를 빨리 달리는 훈련을 가리키는 일반 용어이다. 여러 번의 반복(그리고 때로 반복으로 이루어지는 세트들)을 수행하게 된다. 체코의 장거리 주자 에밀 자토펙(Emil Zátopek)은 1940년대 말과 1950년대에 이러한 훈련 방법을 대중화하였는데, 당시에 그는 군화를 신고 숲속에서 400m 달리기를 무려 80번 반복하는 훈련을 거치면서 1952년 헬싱키 올림픽에서 3개의 금메달을 땄다. 그러나 자토펙 훈련법이 실패한 이유는 오로지 운동의 훈련 양에만 의존하였다는 것이며, 그

운동은 주중에 불규칙하게 이루어졌다. 이 훈련법에는 적절한 회복 또는 추가적인 유산소 발달이 일어나도록 해주는 부담 없는 달리기가 거의 포함되지 않았다.

인터벌 트레이닝은 VO_2max 특이적 운동으로 바뀌었으며, 이 운동은 그 전까지의 훈련을 소화한 '후' 수행하면 달리기 경기력을 향상시키는 강력한 훈련 도구가 된다. 이러한 유형의 훈련에서 목표는 젖산염 역치 속도보다 더 빨리 달려 젖산염 역치를 보다 높은 수준으로 당겨 올리는 것이다.

$VO_2max(\dot{V}O_2max)$는 운동 능력이 최대에 이르렀을 때 1분 당 1kg의 체중이 소비할 수 있는 최대 산소량으로(그림 2-6 참조), 최대산소섭취량, 최대산소소비량 또는 최대유산소능력이라고도 한다. 지칠 때까지 운동하는 것 등 다양한 검사를 통해 VO_2max 수치(원래의 수치와 조정된 수치 모두)를 측정할 수 있다.

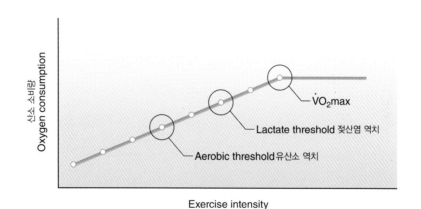

그림 2-6. 운동 강도에 따른 산소 소비량

VO_2max 수치를 확보하고 나면 주자는 VO_2max 수준과 동등한 심장박동수 수준으로 훈련하는 프로그램을 개발할 수 있다. 훈련의 노력, 즉 반복은 지칠 때까지 할 수도 있지만 반드시 그럴 필요는 없을 것이다. 그러나 그러한 노력은 짧

은 시간(약 3~5분 사이)에 VO₂max 노력과 동등한 심박수에 도달하게 한다.

이와 같은 유형의 훈련에서 목표는 여러 가지이다. VO₂max 훈련에서 관련 근육은 완전히 동원될 정도로 아주 빠르게 수축해야 하므로, 그러한 근육의 신경계 협동을 중요시함으로써 신경근육 요소를 향상시켜야 한다. 보다 중요한 점은 심혈관계와 심폐계가 최대의 효율로 작용해 부산소 혈액을 근육에 공급하고 해당(에너지 생성) 과정에서 생성된 노폐물을 제거해야 한다는 것이다.

VO₂max 수준으로 하는 훈련은 많은 신체 계통을 강도 높게 동원하기 때문에 확실히 강력한 훈련 도구이다. 주자가 VO₂max 훈련으로부터 온전한 효과를 보기 위해서는 이 훈련 단계가 훈련 진행에서 적절한 시기에 포함되어야 한다. 일부 운동선수가 훈련 진행을 거꾸로 해 VO₂max 운동을 훈련 진행의 맨 처음에 실시해 성공하였다고 보고한 적도 있으나, 경기력 중심 훈련 계획에 VO₂max 훈련을 추가하기에 가장 좋은 시기는 부담 없는 유산소 또는 회복 훈련으로 이루어진 긴 기초 훈련기와 '아울러' 특정한 경기에 맞춘 역치 훈련기를 거친 후이다. 또한 휴식은 VO₂max 운동의 강도 높은 자극에 적응하도록 돕기 때문에 이 단계에서 중요한 요소이다. 휴식 없이 강도 높게 운동하고 여러 경주에 참가하는 것이 현명한 훈련 계획이라고 생각하는 우를 범해서는 안 된다. 이러한 계획은 단기적인 성공을 안겨줄지 모르나, 결국에는 부상이나 과도한 피로를 초래할 것이다.

이 단계에서 실시되는 근력 훈련은 고도로 기능적이고 경기와 주자의 신체 근력에 맞춰진 일련의 운동으로 구성되어야 한다. 예를 들어 중심부(core)가 강한 마라톤 주자는 12회 반복하는 운동을 여러 세트 해서 중심부에 집중할 것이다. 균형을 이루기 위해 운동은 몸통 부위 전체를 대상으로 해야 함은 물론 복부 운동과 등 하부 운동 사이에 동등하게 배분되어야 한다. 강조점은 근지구력에 둔다. 반면 속도에 집중하는 5000m 주자는 역치 훈련 단계의 고부하-저반복 운동을 계속하면서 대퇴부, 중심부와 몸통 상부를 강조할 것이다.

많은 운동 생리학자가 종합적인 달리기 프로그램에서 VO_2max와 VO_2max 특이적 훈련(흔히 인터벌-스타일[interval-style] 훈련이라고 함)을 가장 중요한 요소로 생각한다. 이러한 견해에 대해서는 젖산염 역치 운동을 강조해 성공을 맛보았거나 그러한 성공을 목격한 코치들이 이의를 제기하고 있다. 그러한 특정한 논쟁에 대한 개인의 견해에 상관없이, VO_2max 특이적 운동은 그 전까지의 훈련을 소화한 후 수행하면 달리기 경기력의 향상에 강력한 훈련 도구가 된다.

컨디션 조절 및 경주 단계

기초 훈련, 젖산염 역치 훈련 및 고강도 훈련 단계가 완료된 후에는 경주에 앞서 상대적인 휴식기(컨디션 조절 단계, taper phase)를 가져야 한다. 이는 이전 훈련 단계들에서 아무 경주도 이루어지지 않는다는 것을 의미하지는 않는다. 흔히 실제로 초기 훈련 단계에서 B-레벨(B급) 경주를 완료하면 훈련 진행이 어떻게 되어가는지를 평가하는 데 도움이 되는 자료를 제공한다. B급 경주를 위한 휴식(컨디션 조절)이 없다면 궁극적인 A급 경주(들)를 위해 요구되는 증대된 노력에 대해 신체가 어떻게 반응할지를 정확히 알기가 어렵다. 그러나 간헐적으로 이루어지는 B급 경주들은 운동을 대체할 수 있으며, 단조롭고 고독한 훈련으로 인한 지루함을 피하는 데 도움이 된다.

주자가 컨디션을 조절하는 동안 운동 강도는 없어지지 않고 그저 양과 빈도 면에서 감소할 뿐이다. 예를 들어 주 중 총 5000m를 달리는 운동을 하는 대신 운동이 3000m로 줄어드는 것이다. 비슷하게 주 당 한 번의 젖산염 역치 달리기와 한 번의 인터벌 달리기를 하는 대신 주 당 한 번의 경주 특이적 노력을 기울이는 데 강조점을 두는 것이다. 이와 같은 접근법은 큰 경주나 경주들에 대비해 자극을 덜 가하고 회복을 더 촉진한다. 컨디션 조절의 지속 기간은 마라톤의 경우에 보통 2~3주이고 단거리인 경우에는 거리에 맞춰 단축된다.

훈련 진행 모델의 결과

각각의 훈련 단계는 이전 단계를 완료한 결과를 기반으로 한다. 훈련 단계들은 분리된 주기들이 아니라 하나의 통합된 시스템이다. 예를 들어 기초 또는 초급 훈련 단계를 완료하면 모세혈관의 발달이 증가해 혈액량이 늘고 근골격이 개선되며 이론적으로 보행이 보다 효율화된다. 그런 다음 역치 훈련은 심흉계들의 발달을 향상시키고 더 빠른 근육 수축을 통해 근골격계의 적응을 증가시키며 (속도가 더 빠른 달리기를 통해) 자극에 대한 신체의 신경학적 반응을 높임으로써 주자의 경기력을 증진시킨다. 다음으로 VO_2max 훈련은 젖산염 역치(LT)를 당겨 올리도록 도우므로 이전의 킬로미터 당 LT 속도가 유산소 속도가 되도록 한다. 무산소 훈련(이미 존재하는 산소를 사용함)은 장거리 달리기에 적용할 실용성이 거의 없고 대부분의 보통 주자의 경우에 훈련 진행에 반영되지 않는다.

속도, 지속 기간과 휴식에 관한 세부 사항은 많은 훈련 매뉴얼에 나와 있으며, 각 훈련 유형의 구체적인 적용은 개인마다 다양하다. 달리기 훈련 진행의 각 단계에서 권장되는 근력 훈련 지침을 따라하면 주자는 정말로 몸을 만들어 목표 경주 또는 경주들의 혹독함에 대비할 수 있다.

심흉계들의 발달을 기반으로 하는 훈련 프로그램을 따르면 개선된 '엔진'(심장과 폐)과 근력 훈련에 의해 보다 강해진 '차대(chassis)'를 통해 결과적으로 경기력이 향상된다. VO₂max가 심장이나 근육 중 어느 것이 먼저 지치느냐에 따라 결정되든, 심흉계들이 발달하면 지치는 시점(심박수로 측정)에 도달하기까지 더 빠른 속도로 달릴 수 있고 더 먼 거리를 달릴 수 있다. 이는 경기력의 향상을 측정할 수 있는 가시적인 방법이다. 그러나 자동차에 대한 비유를 확장하자면 차의 '제어장치'(뇌)도 최근에 달리기 경기력의 측면에서 그 가치를 인정받고 있으며, 특히 신체가 약화되기 시작하는 시점에서 그렇다.

중추 제어자 모델

"모든 것은 정신력에 달려 있어." 진지한 주자라면 누구나 빠르거나 긴 운동 또는 경주를 완료(혹은 시작조차)할 수 없었을 때 코치나 훈련 파트너로부터 이러한 말을 많이도 들어보았을 것이다. 그 취지는 속도를 늦추거나 멈추려는 주자의 욕구는 육체적 감각 자체가 아니라 심리적(실은 신경적) 감각이라고 넌지시 알려주려는 것이다. 위와 같은 말은 흔히 운동 수행 불안(performance anxiety) 혹은 경쟁심 부족을 지적하기 위해 건네진다.

1990년대 말에 남아프리카공화국의 티모시 녹스(Timothy Noakes) 박사는 달리기 노력 중에 느껴지는 피로는 정말로 정신력에 달려 있지만 위에서 설명한 방식으로는 아니라고 주장했다. 오히려 그는 일정한 상태의 생리적 조건이 뇌로부터 근육에게 신경적으로 무의식적 메시지를 전달하게 할 수 있다고 주장했다.[4]

이 이론에서는 정신이 신체의 움직임(특히 노력의 강도)을 지배하며, 따라서 파괴적인 손상으로부터 신체를 보호한다고 한다. 다시 말해 무의식이 항상성을 유지하며, 그에 따라 운동 또는 훈련의 양을 제어함으로써 신체적 자아의 파괴를 막는다는 것이다. 그래서 이러한 관점에서 보면 주자에게 궁극적인 제한인자는 젖산이 아니라 정신이며, 정신은 노력의 '중추 제어자' 역할을 한다. 이것이 중추 제어자 모델(central governor model, CGM)이다.

노력으로 인한 피로는 흔히 2가지 방식으로 설명되고 있다. 뇌와 척수 활동은 궁극적으로 정신 내 중추 피로를 반영하는 것으로 여겨진다. 반면 근육을 동원하는 격렬한 노력은 신체에 영향을 미치는 말초 피로의 영역인 것으로 여겨진다.

신체를 정신으로부터 완전히 분리하는 것은 불가능한 듯하나, 널리 수용된 젖산 패러다임은 그러한 분리를 주장한다. 이 패러다임은 강도 높은 달리기에 대한 생리적 반응이 신체의 속도를 늦춘다고 전제한다. CGM 이론에서도 정신과 신체가 분리되어 있지만 그 정도가 덜하다. 또한 CGM은 피로를 견뎌내는 주자의 능력은 항상성을 보존하기 위해 노력에 관해 사전에 형성된 관념(의식적 및 무의식적 모두)에 의해 제한된다고 주장한다. 그러므로 무의식을 다시 프로그래밍할 수 있으면(의식의 자기 제어는 시간이 흐르면서 약해진다) 노력(따라서 경기력)에 관한 이전의 제한은 타파될 수 있어 주자는 더 빨리 그리고 더 오래 달릴 수 있다는 것이다.

경기력 제한요인과 관련한 질문에 대한 진정한 답변은 아마도 전통적인 젖산염 축적 모델과 CGM 사이의 상호작용에서 찾을 수 있을 것이다. 부분적으로 CGM은 특정한 수준의 노력에서 혈중 젖산염 농도가 경기력을 제한하기 시작한다고 보는 흔한 입장에서 벗어나는 경우가 수많은 이유를 설명하기 위해 등장했다. 동시에 CGM을 경기력 제한의 유일한 결정인자로 보기 어렵게 하는 하나의 단점이 있다. 즉 신경회로가 변경된 중추 제어자는 정신(주자의 신경적 및 심리적 요소)이 신체(주자의 생리적 요소)를 설득해 시도케 할 수 있는 경우를 제외하면 운동선수가 얼마나 빨리 그리고 멀리 달릴 수 있는지에 제한을 가하지 않는다는 주장이다. 일부 생리적 결정인자(젖산염 역치 등)가 역할을 하리라고 보는 것은 당연하다. CGM과 경기력에서 뇌의 역할에 관한 이론의 자세한 논의는 알렉스 허친슨(Alex Hutchinson)의 저서 《견뎌라: 정신, 신체와 의외로 탄력적인 인간 수행 한계》를 참조하도록 한다.[5]

결국 가장 중요한 질문은 다음과 같은 것일 수도 있다. 즉 두 이론을 혼합하기 위한 타당한 비율 범위를 설정할 수 있을까, 만일 그렇다면 어떻게 그러한 비율을 근섬유 농도와 기타 생리적 및 심리적 장단점이 서로 다른 개별 주자들에게 적용할 수 있을까? 이러한 질문에 대한 답변은 복잡하다. 사실 타당한 비율이야 설정할 수 있겠으나(시간이 흐르면서 변동할 수도 있지만), 그건 개인에 달려 있다. 다시 말해 하나의 완벽한 비율은 존재하지 않는다는 것이다. 근섬유 비율이 주자마다 다양한 것처럼 심리적 구성도 마찬가지이다. 그러므로 두 이론을 혼합하기 위한 비율의 설정에 있어 핵심은 운동선수의 개별 생리적 및 심리적 구성을 이해하는 데 있다(운동선수 또는 코치가).

근력 훈련 지침

달리기를 하면서 근력 훈련 계획을 수행하면 기록 단축을 보장하지는 못하나, 훈련 중 주자의 몸이 스스로 적절한 자세를 잡고 유지하도록 하는 근육 기반의 개선이 이루어진다. 적절한 자세가 유지되면 부상 위험이 없거나 적어도 최소화되어(훈련 계획이 안전할 경우에) 향상을 가져오는 지속적인 훈련이 가능하다. 이러한 향상에 기록 단축이 있을 수도 있으며, 주관적으로 달리기 경기력이 나아졌다는 것은 확실하다.

제4장에서 제8장까지는 달리기에 의해 영향을 받는 해부구조의 부위를 자세하게 살펴본다. 발과 발목(제4장)으로 시작해 연속적으로 올라가 다리(제5장), 중심부(제6장), 어깨와 팔(제7장)을 거쳐 가슴과 등(제8장)으로 끝난다. 각각의 장은 달리는 도중 해부구조의 해당 부위가 어떻게 동원되는지를 설명하는 것으로 시작한 다음, 구체적인 운동을 소개하고 그 목적과 적절한 수행을 설명한다.

제9장은 달리기에서 흔한 부상을 다루며 부상을 방지하고 부상에서 회복하기 위한 일부 운동을 소개한다. 근력 훈련은 웨이트를 요하지 않는 물리치료 운동, 머신을 사용하는 웨이트 저항 운동, 프리 웨이트 운동 등 다양한 접근법을 포함할 수 있다. 우리는 이러한 운동들에서 기능성과 수행의 용이성 사이에 균형을 취하려 했다. 물론 각각의 근육군에 탁월한 운동이 많이 있으므로 우리가 아주 좋아하지만 이 책에 포함시키지 못한 운동이 일부 있을 수도 있다. 다양성을 도모하고 균형 잡힌 근력 훈련 프로그램을 구성하기 위해 그러한 운동을 자유로이 추가해도 좋다.

저항

처음에는 각각의 운동에서 중간 정도의 저항을 제공하면서 운동을 반복하는 세트 내내 적절한 테크닉을 유지하도록 하는 웨이트를 선택하도록 유의한다. 근력이 향상되고 운동의 보다 수월한 수행을 통해 적응이 뚜렷해지면서는 웨이트를 증가시킨다. 절대로 너무 무거운 웨이트를 사용해 세트의 마지막 몇 안 되는 반복에서조차 적절한 테크닉을 망치게 해서는 안 된다.

어느 정도의 웨이트를 사용해야 하는지를 결정할 때에는 해부구조의 어느 부위를 강화하는지도 고려해야 한다. 예를 들어 흉근은 크므로 큰 부하의 운동을 소화할 수 있다. 반면 훨씬 더 작은 3개의 근육으로 이루어져 있는 상완삼두근은 주동근육(primary mover)으로 사용될 때에는 꽤나 빨리 피로해진다. 아울러 상완삼두근은 많은 상체 운동에서 이차근육(secondary mover)으로 동원되기 때문에, 삼두근 특이적 운동을 수행하기 전에 이미 약간 피로해져 있을 것이다. 그러므로 팔을 포함하는 근력 훈련 세션 당 한 가지 상완삼두근 특이적 운동을 수행하는 것으로도 이 근육을 충분히 강화할 수 있다. 반대로 더 큰 흉근이 충분히 피로하려면 여러 가슴 운동을 하거나 동일한 운동을 많은 세트 반복해야 할 것이다.

반복

반복 횟수는 해당 운동의 근력 훈련 목표와 그날 전체 근력 훈련 운동의 목적에 따라 다양할 것이다. 예를 들어 월요일에는 덤벨 프레스를 20회 반복하면서 2세트 하고 푸시업을 30회 반복하면서 1세트 하는 것이 전체 가슴 운동이 될 수도 있는 반면, 금요일에는 무거운 웨이트로 12회 반복하면서 1세트 한 다음 인클라인 바벨 프레스를 10회 반복하면서 2세트 하고 푸시업을 15회 반복하면서 3세트

할 수도 있다. 대체로 고부하일수록 저반복으로 그리고 저부하일수록 고반복으로 운동을 수행하게 된다.

호흡

웨이트를 힘써 움직일 때에는 숨을 내쉬고 웨이트에 저항해 움직일 때에는 숨을 들이쉰다. 요컨대 움직임을 일으킬 때에는 숨을 내쉬고 움직임에 저항할 때에는 숨을 들이쉰다. 각각의 운동은 가능한 한 부드럽게 움직임을 제어해 수행해야 하고 호흡 패턴과 조화를 이루어야 한다. 일반적인 호흡 패턴은 저항할 때(숨을 들이쉬는 단계)에는 4초이고 움직일 때(숨을 내쉬는 단계)에는 2초이다.

일정

다양하게 구성된 저항 훈련 프로그램이 가장 효과적이지만 '운동과 휴식만 하면 당연히 적응이 일어난다'고 하는 개념과 관련해서는 주의가 요구된다. 운동은 시간이 흐르면서 양적(저항의 정도) 및 질적(운동의 유형)으로 모두 변화해야 지속적인 근력 향상을 이룰 수 있다.

이 책에서 다루는 신체의 각 분절을 위해 우리는 다수의 근력 훈련 세션을 만드는 데 사용할 수 있는 여러 운동(일부는 응용운동과 함께)을 소개한다. 운동들은 모두 달리기에서 가장 많이 동원되는 해부구조 부위를 강화하도록 맞추어져 있다. 주자는 운동 선택, 세트와 반복의 횟수, 그리고 운동 수행의 순서를 변화시켜 자신의 체력 요구와 시간 제약에 따라 근력 훈련 세션을 맞춤화할 수 있다. 어느 운동도 30분 이상 해야 할 필요가 없으며, 주 당 2~3세션이면 달리기 훈련 및 경주 중 사용되는 특정한 해부구조 부위를 강화해 주자의 경기력을 극적으로 향상시킬 수 있다.

우리는 그저 웨이트를 들어 올리면 더 나은 주자가 되리라고 말하는 것이 아니라 적절한 근력 훈련으로 향상되는 근력이 달리기 경기력에 도움을 주리라고 말하는 것이다. 구체적으로 말하자면 그렇게 향상된 근력이 호흡을 도우면서 보행주기를 저해하고 부상을 촉진할 수 있는 근육 불균형을 없애리라는 것이다.

결론

이 장에서는 달리기 훈련 진행의 개념과 그 제한요인을 설명했다. 또한 주자를 위한 근력 훈련에 관한 논의가 시작되어, 이어지는 제4장에서 제8장에 걸쳐 신체 부위별로 그들 부위를 강화하는 기능적 운동이 제시된다. 그러나 먼저 제3장은 경기력에 영향을 미치는 일부 외부 요인을 다룬다.

3 경기력에 영향을 미치는 외부 요인 EXTERNAL FACTORS THAT AFFECT PERFORMANCE

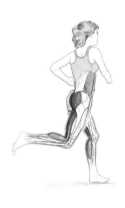

주자라면 누구나 완벽한 달리기를 꿈꿔본다. 아마도 그건 아름다운 경치, 부드럽고 시원한 산들바람, 평탄하면서도 약간 내리막길인 지면과 힘이 되는 동반자가 어우러진 달리기일 수도 있다. 애석하게도 현실은 이와 같은 경우가 드물어 우리는 모두 이러한 바람들에 대해 일종의 절충을 해야 한다. 날씨는 습하고 바람이 불며 차갑고, 지면은 바퀴 자국이 패여 있고 평탄하지 않으며, 경치는 산업 시설이 많고, 또 동반자는 라이벌일 수도 있다. 이와 같은 상황에서는 우리의 몸과 마음이 지배적인 조건에 적응하거나, 아니면 포기해야 한다.

이 장에서는 우리가 운동을 하면서 직면하는 상황에 대처해 어떻게 적응할 수 있는지를 다룬다. 여기서 제시하는 주요 지침은 달리기 스펙트럼의 극단에 있는 운동선수들을 예로 들어 설명하고 있지만, 대부분의 주자는 논의된 다양한 한계들 사이의 어딘가에서 절충점을 찾을 것이다.

더위와 습도

주요 경주에 대비해 3~4개월 훈련해 온 마라톤 선수가 경기 당일 아침에 일어나 날씨로 인해 자신의 목표를 성취하지 못하는 상황에 직면하는 것보다 더 나쁜 경우는 없다. 예를 들어 온도(화씨)와 노점(露點, dew point: 대기 중의 수증기가 응결하기 시작해 이슬이 맺히는 온도)의 합이 100을 상회하면 속도 조정이 요구된다(보다 느리게). 따라서 온도가 56℉(13℃)이고 노점이 46℉(8℃)인 날조차도 언뜻 마라톤 달리기에 완벽한 날씨인 듯하지만 페이스를 '정상화하기' 위해 속도를 약간 늦춰야 한다. 더위가 달리기 경기력에 영향을 미치는 한 가지 방식은 발한으로 인한 전해질의 손실을 유발하는 것이다. 또한 발한의 냉각 기전은 근육과 심장에서 혈액을 빼내며, 이는 심장이 더 빨리 박동하도록 한다. 더 빨라진 심박수는 활동을 더 많이 한 결과와 유사하기 때문에, 신체는 요구되는 속도를 지탱할 수 없고 속도를 늦추는 것으로 반응한다.

주자가 날씨를 극복할 수 있다고 생각한다면 오산이다. 운동 또는 경주의 상당한 부분을 그럭저럭 해낼지도 모르지만 결국 대가를 치르게 된다. 훈련을 하는 곳 때문에 더위에 익숙해진 주자라면 날씨는 약간만 문제가 된다. 그러나 고도로 전문화된 훈련을 통해 더위와 습도 속에서 경기력을 극대화하지 않는 한, 덥고 습한 날씨임에도 속도 조정을 하지 않은 채 규칙적으로 훈련하는 것만으로는 경주를 위한 준비가 되지 않는다. 긴 기간(한두 세대)에 걸친 더위 순응은 이론상 진화적 기후 순응을 일으키겠으나, 짧은 기간의 적응은 그저 내성의 개선을 일으킬 뿐이다. 내성과 관련한 하나의 가설은 중추신경계('중추 제어자' 역할을 함, 제2장 참조)가 덥고 습한 날씨 조건을 그저 보다 편안하게 '느끼고' 그에 따라 항상

성에 관한 자신의 관념을 조정한다는 것이다. 다시 말해 주자는 그토록 짧은 기간에는 가시적인 적응을 거의 경험하지 못할 수도 있다.

따라서 무더위와 습도 속에서 이루어지는 경주를 위해 준비하려는 시도는 거의 허사인 듯하다. 아마도 그러한 시도는 실제로 허사이거나...아니면 허사가 아닐 것이다. 이와 관련해 일부 일화를 소개해본다.

1984년 올림픽 마라톤 경기를 위해 알베르토 살라자르(Alberto Salazar)는 경주에 앞서 더위 순응 훈련을 소화했다. 그는 늦은 오후(하루 중 가장 더운 시간이자 경주의 시작 시간)에 달렸고 세계적으로 유명한 운동 생리학자와 기타 전문가들에게 로스앤젤레스에서 늦은 오후에 예상되는 기상 조건과 유사한 '인공 기상 실험실(climatic chamber)'을 만들도록 했다. 이와 같은 기후 순응 훈련에도 불구하고 그는 여전히 과도한 발한으로 인한 탈수로 힘들어했다. 그는 올림픽 경기 바로 전에 열린 마라톤에서 세계 기록보다 단지 35초 느린 기록으로 마쳤음에도 불구하고, 올림픽 경기에서는 14위로 경기를 마쳤다. 반면 여자 마라톤 우승자 조앤 베노잇(Joan Benoit)은 메인주 출신으로 로스앤젤레스에서 예상되는 더위와 습도에 적응하기 위해 '과학'을 동원하지 않았다. 그는 하루의 더위 속에서 훈련하는 경향을 보이긴 하였지만 그의 훈련이 살라자르만큼 맞춤형이지는 않았다.

살라자르의 참사와 대조적인 경우는 1960년 올림픽 경기에 대한 한 이야기에서 보게 된다. 50㎞ 경주에 참가한 영국 경보선수 돈 톰슨(Don Thompson)은 자기 집의 보통 크기 욕실에서 두터운 보온복을 입은 채 끓는 물 주전자들로 자신에게 증기를 뿜어 점차 체력을 고갈시키는 7월 로마의 더위와 습도에 대비했다. 그 올림픽에서 그는 뜻밖의 금메달을 획득했다. 이는 우리가 주자에게 따라하지 말도록 강하게 권유하는 극단적인 예이다. 그러나 시합의 경우와 유사한 조건에서 연습하는 것은 심한 해를 끼칠 가능성이 없고 일부 연구자는 이에 찬성하는 주장을 펼치며, 특히 회복을 위한 시간이 충분히 남아 있고 그러한 경험으로부터 교훈을 얻는 경우에 그렇다. 하지만 주자가 경주의 조건을 모의 연습으로 옮기는 것이 전적으로 가능한 것은 아니다. 그리고 21세기에 아프리카 출신 선수들이 장거리 경주를 지배하는 현상은 부분적으로 진화의 결과일 수도 있으나, 그들의 경기력은 높은 고도에서 사는 주거 여건과 아동들이 교육을 받기 위해 8~16㎞를 달려 통학해야 할 수도 있는 생활방식의 영향을 받는다. 서구 문명의 아이들에게 똑같이 하게 하면 그들이 달리기에서 비슷한 성공을 거둘 수 있을까?

위와 같은 예들은 어느 가설을 입증하거나 반증하지는 않지만, 더위와 습도에 대처하기 위한 현재의 노력이 대부분 장기적인 기후 순응을 이루기보다는 단기적인 적응에 집중하는 현실을 이해하는 데 맥락을 제공한다. 예를 들어 나이키는 냉각 조끼를 개발해 2008년 베이징 올림픽에서 경기 전에 자사의 후원을 받는 운동선수들에게 착용시켰다. 또한 같은 올림픽에서 일부 호주 팀은 더위 속에서의 활동에 대비해 중심부 체온을 내리도록 돕는 슬러시(향을 가미한 갈은 얼음)를 마셨다. 역시 베이징에서 열린 2015년 월드챔피언십을 위해 나이키는 10종 경기 세계 기록 보유자에게 착용시킬 냉각 후드를 개발하였고 10종 경기 선수 애쉬튼 이튼 (Ashton Eaton)을 후원했다.

결국 주자가 경기를 하든 혹은 훈련을 하든 더위와 노점이 경기력에 영향을 미친다는 점에 대한 반박은 없다. 그러한 사실을 인정하고 속도 조정을 하는 것이 그런 날씨 조건에서 달리기를 하는 불편을 완화하지 못할 수도 있으나, 속도를 변화시키면 주자가 노력을 정상화하고 경주에서 최상의 결과를 얻을 수 있다.

높은 온도 또는 노점, 혹은 둘 다로 인해 악영향을 받는 경주에서 경기력을 정상화하는 최선의 방법은 자신의 전반적인 속도를 이전 해들의 결승선 통과 기록과 비교해보는 것이다. 특히 동일한 코스에서 연중 동일한 시점에 달린 데이터가 10년에 걸쳐 확립되어 있는 경주일 경우에 그렇다. 예를 들어 마라톤 결승선 통과 기록 4시간 40분(마일 당 10분 41초에 해당함)은 온도가 65℉(18℃)이고 노점이 65℉(18℃)인 경우에 이러한 지수의 합계 130 이상을 감안하기 위해 2% 조정할 수 있다. 이와 같은 조정을 하면 결승선 통과 기록이 4시간 45분 42초(마일 당 10분 54초에 해당함)가 될 것이다. 이는 목표 속도보다 5분 더 느리기는 하지만 4시간 40분을 기록한 마라톤 주자가 정상적인 날씨 조건에서 보이던 순위와 좋은 비교가 될 것이다. 동일한 비율이 훈련에도 적용되며, 운동이든 혹은 부담 없는 달리기이든 속도는 불리한 영향을 받을 것이다.[6]

속도 보정의 계산에 아주 좋은 하나의 도구를 소개하자면 주자를 위한 더운 날씨 속도 계산기(Hot Weather Pace Calculator for Runners)라는 앱이 있다. 이 앱은 현재의 온도와 노점을 보여주고 이용자가 목표 속도와 계획한 거리를 입력하면 적절히 조정된 속도를 알려주는데, 데이터에 기반해 우위를 점하려는 주자에게 훌륭한 도구이다.

추위

세계에서 가장 빠른 단거리 주자들이 자주 출전하는(그리고 그들이 가장 빠른 기록을 내는) 시기가 여름철이라는 것은 우연이 아니다. 일단 기온이 18℃ 밑으로 떨어지면 하지의 인대와 관절이 유연성을 잃고 근육으로 가는 혈류가 감소한다. 이렇게 되면 부상을 초래하기 쉬운데, 특히 동계 준비 훈련은 여름철 기온을 예상하여 따뜻한 옷을 입고 하는 실내 훈련이 대부분을 차지하기 때문이다.

단거리 주자는 경기에 필요한 폭발적인 파워를 내기 위해 근량이 필요하다. 이는 근육 친화적이고 온화한 온도에서 웨이트와 훈련을 점점 강화하는 반복 훈련을 통해서만 얻어질 수 있으며, 이렇게 해야 결국 자신의 종목에 이상적이고 효과적인 근육이 만들어진다. 단거리 주자의 느린 동작 영상을 보면 그들이 가용한 모든 근육을 사용해 어떻게 달리는지를 알게 된다. 전력을 다해 달리는 단거리 주자의 다리뿐만 아니라 어깨, 팔, 목과 심지어 입술을 관찰해보라. 승리는 핵심적인 요소들을 개별적으로 그리고 집중적으로 훈련시킨 자에게 돌아간다. 우사인 볼트가 그냥 생겨난 게 아니다.

추운 계절에 훈련하는 장거리 주자는 러닝머신을 사용해 실내 운동을 완료할 수도 있다. 러닝머신으로 실내 운동을 완료할 때에는 흘린 땀을 증발시켜 몸을 식히기 위해 머신의 앞에(또는 약간 측면으로) 작업용 선풍기를 두면 유익하다. 발한으로 인해, 추운 날씨 속에서 달릴 때에는 평소보다 더 많은 양의 수분을 섭취해야 한다.

바깥에서 훈련할 때 일부 주자는 찬 공기가 목구멍과 폐를 '화끈거리게 한다'고 호소하는데, 이러한 감각은 대개 입으로 호흡하는 데 따른 것이다. 운동선수가 코로 호흡할 때에는 본질적으로 호흡계의 열 교환기 역할을 하는 비강과 부비동에서 공기가 가온과 가습이 이루어진 후 폐에 도달한다. 천식이 있는 사람은 기타 사람들보다 찬 공기에 이상반응을 일으키기가 더 쉬우나, 이상반응을 유발하는 저온 또는 습도 수준의 구체적 수치는 없는 것으로 보인다.

겨울에 훈련할 때에는 옷을 겹쳐 입는 것이 필수이다. 압박 의류는 피부 온도의 상승을 돕기 때문에 느슨한 의류에 비해 선호된다. 압박 의류는 중심부 체온을 상승시키지는 않지만(겹쳐 입기는 이에 도움이 된다), 피부 온도의 상승을 일으켜 근육을 보다 완전히 그리고 신속히 풀어줄 수 있어 부상의 방지에 도움이 된다.

지형

단거리 주자는 지면에 대해 걱정할 게 거의 없다. 지난 40년 동안 대다수의 트랙은 고무 재질의 표면으로 만들어져 왔으며, 이는 착지 후에 탄력적인 반동을 제공한다. 이러한 트랙은 처음 도입되었을 때 반동의 충격과 훈련되지 않은 근육 및 아킬레스건에 미치는 도플러 효과 때문에 부상을 초래했다. 그러나 그러한 트랙의 수가 많아지면서 그곳에서의 훈련에 익숙해짐에 따라 부상의 발생률이 감소했다.

장거리 주자인 경우에 일단 트랙을 벗어나면 상황은 상당히 다르다. 도로 자체가 딱딱한 콘크리트에서 부드러운 타맥(tarmac)에 이르기까지 다양하며, 고여 있는 물조차도 착지 시 발생하는 힘을 변화시킨다. 이 모든 요인이 충격파와 신체의 반응을 변경시키며, 특히 하지에서 그렇다.

언덕과 산악을 달리는 주자는 한층 더 어려운 적응에 직면하는데, 이들은 곧장 오르내릴 뿐만 아니라(그림 3-1) 경사로를 대각선으로 달릴 수도 있다. 이러한 유형의 달리기는 하지에 과도한 힘을 가할 뿐만 아니라(그림 3-2, 발목관절이 끊임없이 내번과 외번을 준비해야 하므로) 무릎, 엉덩이와 골반도 과도한 힘을 받는다. 이와 같은 부하는 척추측만증, 즉 등 하부가 비틀리는 증상을 일으킬 수 있으며, 이에 따라 이런 유형의 달리기를 위해 준비하는 적절한 조치를 취하지 않는 한 곧 통증이 온다.

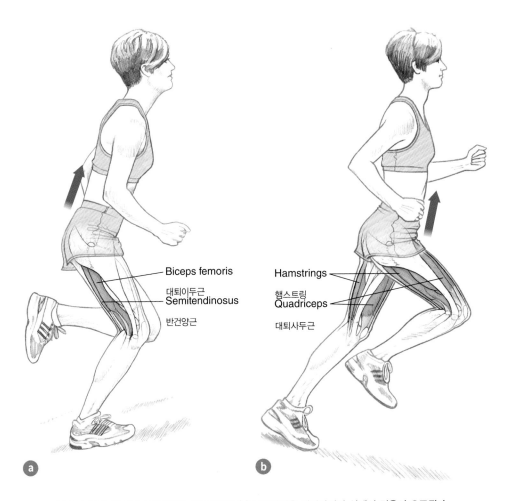

그림 3-1. 달리기로 (a) 오르막길을 올라가거나 (b) 내리막길을 내려가려면 신체의 적응이 요구된다.

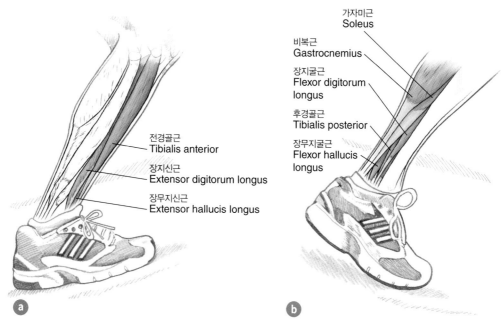

가자미근
Soleus

비복근
Gastrocnemius

장지굴근
Flexor digitorum
longus

후경골근
Tibialis posterior

장무지굴근
Flexor hallucis
longus

전경골근
Tibialis anterior

장지신근
Extensor digitorum longus

장무지신근
Extensor hallucis longus

그림 3-2. 하퇴부와 발은 (a) 오르막길과 (b) 내리막길에 적응해야 한다.

언덕은 달리는 동안 몸을 똑바로 세운 자세를 유지하는 주자의 능력에 대해 궁극적인 시험대가 된다. 주자가 불안정하면 곧 넘어질 것이다. 물론 이 경우에 무게중심이 본래 낮은 주자는 유리하지만, 그들은 다리가 보다 짧아 길게 내딛지 못할 수도 있다. 또 하나 유리한 요인(이번에는 어느 정도 주자의 통제 하에 있는 요인)은 날씬한 몸통이며, 이는 무게중심을 낮출 수도 있다. 아울러 전반적인 체중을 감량해도 몸을 들어 올리기가 수월해진다. 또 다른 주요 요인은 척추, 특히 요추 부위의 유연성이다. 왜냐하면 경사로를 올라가는 주자는 몸을 앞으로 기울이고 내려가는 주자는 몸을 뒤로 기울여, 달리는 동작에 의해 무게중심이 앞으로 수평으로 이동하는 것을 방지해야 하기 때문이다. 이렇게 몸을 기울여야 할 필요로 인해 척추의 가동범위가 감소하므로, 이를 보상하기 위해 엉덩이도 유연해야 한다.

언덕을 달릴 때 사용되는 근육은 평탄한 지형에서 달릴 때의 경우와 동일하지만 강조점이 달라진다. 특히 언덕을 올라가는 동안에는 척추기립근과 장요근이 더 힘써 작용해야 하는데, 척추를 기울이면 수직인 경우(추골들이 보통 차곡차곡 쌓아올려져 있는 상태)보다 그것을 안정적으로 유지하기 위해 더 많은 힘을 요하기 때문이다. 반면 내리막길은 종아리와 대퇴부의 전방 근육에 더 많은 스트레스를 가하며, 이들 근육은 중력의 영향은 물론 착지의 충격을 흡수해야 한다.

평탄한 지형에서 달리는 것으로는 주자가 언덕을 오를 준비를 충분히 갖출 수 없기 때문에, 계단만 이용할지라도 올라가는 운동을 일부 훈련에 포함시켜야 한다. 평탄한 지형에서 사는 주자인 경우에 내리막길 훈련이 더 어렵다. 궁여지책으로 계단을 오르내리면 어느 정도 적절한 훈련이 되고 언덕을 달릴 때 수반되는 문제들을 어느 정도 경험할 수 있는데, 특히 그러한 운동을 수 분 동안 지속할 경우에 그렇다. 언덕 훈련은 운동의 구성에 따라 기초 단계, 젖산염 역치 단계, 혹은 고강도 훈련 단계의 일부로 사용할 수 있다(제2장). 언덕을 올라갈 때 사용되는 종아리(제4장) 근육과 둔부 및 전방 대퇴부(제5장) 근육은 해당 장에서 소개하는 운동으로 강화할 수 있다. 지형의 오름이 거의 없는 평탄한 지역에 사는 주자는 중심부(제6장) 전방 근육의 만성 과사용 부상을 겪는 반면, 그들의 후방 근육은 적게 사용되기 때문에 흔히 위축된다.

크로스컨트리 러닝은 자체 세계선수권 대회가 개최될 정도로 세계화되었지만, 흔히 이러한 대회에서는 풀로 덮인 길을 달린다. 진짜 마니아들은 깊고 질퍽질퍽한 진창길에서 10㎞ 이상 달리는 코스를 선호하며, 이러한 길을 달릴 때 그들은 위험한 지면에서 뒤로 미끄러지지 않으려 하면서 걸음을 뗄 때마다 다리를 들어올려 빼내야 한다. 신발의 선택이 그러한 움직임에 도움이 될 수도 있지만, 반동이 있는 도로라면 몰라도 걸음을 내디딜 때마다 더욱 지쳐만 가는 상황에 대한 대비로는 거의 소용이 없다.

커브와 코너에서도 나름대로 어려움이 있다. 주자는 코너를 돌 때 옆으로 넘어지지 않기 위해 적절한 각도로 몸을 코너 쪽으로 기울여야 한다. 길이가 실외 트랙의 절반인 실내 트랙은 가파르게 경사져 있어 주자가 몸을 확실히 기울이지 않아도 되고, 따라서 180도 돌아 되돌아갈 때 자기 레인의 유지에 더 집중할 수 있다. 커브에서의 달리기는 바깥쪽 다리의 외측에 스트레스를 가하며, 특히 대퇴근 막장근, 비골근과 바깥쪽 무릎 및 발목의 외측 인대가 추가로 발생하는 힘을 받는다. 안쪽 다리의 내측도 비슷하게 영향을 받는다. 신발도 외측에 가해지는 힘을 흡수해야 하므로, 앞으로 달릴 때 진창에서 밀리지 않게 밑창을 측면으로 물결치게 만든 신발은 급커브에서 발이 바깥쪽으로 밀릴 때 도움이 되지 않을 것이다. 이와 같은 이유들로 인해 처음으로 실내 트랙을 달려보면 자신이 그것을 전부안다고 생각하던 노련한 주자라도 예상 밖의 자각을 하는 경우가 많다.

많은 도로에는 캠버(camber, 도로의 중앙을 약간 볼록하게 하여 물이 도롯가로 흐르도록 한 것)가 있다. 그러므로 주자가 고집스럽게 도로의 한쪽으로만 달린다면 다리 길이의 차이를 자초할 수 있으며, 그러한 경우에 한쪽(도로의 중앙쪽) 다리가 다른 쪽보다 더 짧다. 이를 보상하기 위해 골반이 불가피하게 기울어지며, 결국 요추가 비틀어져 수직을 맞춘다. 요통을 자초하고 싶다면 이게 바로 그 길이다. 우리는 도로 한가운데를 달리라고 권장할 수는 없다. 하지만 약간의 경사가 있는 도로 양끝을 교대로 달리면 문제(요통)를 감소시키는데 도움이 될 것이다.

모든 훈련은 가용한 시설에 의존해야 한다. 도시에 거주하는 산악 달리기 주자라면 근처에서 훈련에 적합한 경사로가 있을 가능성이 없다. 하지만 여전히 특정한 속도로 달리는 준비를 할 수 있고 산악을 올라가는 동작을 일부 해보기 위해 고층 빌딩의 계단을 이용할 수도 있다. 울퉁불퉁하거나, 미끄럽거나, 혹은 돌이 많은 표면에서는 하나의 주요 목적이 부상을 방지하는 것인데, 이러한 곳에 대비해 연습하는 것은 더 어렵다.

이 시점에서는 준비와 원하는 결과에 대해 생각해보아야 한다. 만일 달리기에 대각선의 내리막길 구간이 포함될 가능성이 있다면, 내번 되고 안쪽으로 비틀린 발로 수많이 착지할 때 받는 힘을 견뎌내기 위해 주자가 유연성과 근력을 기르면 경기력이 최상일 것이다. 내번 되고 안쪽으로 비틀린 발로 착지하면 발목과 무릎의 바깥쪽 인대가 늘어나며, 그런데도 다리의 바깥쪽 근육이 충격을 더 많이 흡수한다. 반면 경사로에서 더 높은 곳에 있는 다른 쪽 다리는 안쪽이 스트레스를 받는다. 만약 이러한 유형의 달리기가 예상된다면, 훈련 프로그램에 해당 연조직을 스트레칭 시키고 강화하는 운동을 포함시켜야 한다.

주자가 사용하는 훈련 프로그램이 신체가 속도와 지형에 적응하는 방식에 영향을 미칠 수 있다. 오래 전에 일부 주자는 LSD(long, slow distance: 긴 거리를 천천히 달리는 것)라는 훈련법을 사용했다. 불행히도 이러한 훈련에 따라 그들은 장거리를 느리게 달리는 데에만 능숙하게 되었고 과사용 부상을 일으켰다. 기계처럼 인체도 장기적으로 계속 사용하는 지루한 반복을 하면 고장 나기 마련이다. 이를 방지하는 한 가지 방법은 사용하는 프로그램을 다양화하는 것이다.

단거리 주자가 보여주듯이 빠른 달리기는 전신을 훈련시키는 것이다. 물론 어느 정도 전신 훈련은 빠르게 달리는 것을 의미하나, 훈련 프로그램의 많은 부분은 경주용 운동화나 트랙을 요하지 않는다. 그건 장거리 주자에게도 다를 것이 없으며, 그들은 전신은 물론 특정 부위들을 운동시켜야 한다. 몸이 준비되어 있다면, 특히 일부 약점을 알고 있다면 언덕과 거칠거나 평탄하지 않은 표면을 모두 더 자신감 있게 대할 수 있다. 예를 들어 자신이 두터운 진창에 빠지게 된다는 점을 알고 있는 크로스컨트리 주자는 그러한 조건에서 자신을 끌어내는 데 필요한 대퇴부 근육을 강화하는 운동과 훈련을 시행할 수 있다.

당신이 달리기를 하면서 직면하는 속도와 지형에 적응할 수 없다면 경기력 수준이 저하될 것이고 즐거움이 사라질 수도 있다. 그러한 문제를 염두에 두면서, 이 책은 이 모든 만일의 사태에 대비하는 지침을 제시함으로써 당신이 하고자 하는 유형의 달리기에 적응해 더 나은 주자가 되도록 돕는다.

결론

제2장의 훈련 진행 모델에서 제시한 기본 지침을 따르는 주자는 삶이 방해가 되지 않는 한 달리기에 성공하겠지만 삶은 늘 뜻대로 되지 않는다. 다시 말해 이 장에서 논의된 것 이외의 외부 요인들이 달리기 경기력에 영향을 미치며, 이들은 생활요인이라고 할 수 있다. 예를 들어 잘 구성된 훈련 프로그램을 준수하였음에도 부상이 발생한다. 일에 몰두하다 보면 훈련에 필요한 시간이 부족하다. 가족에 신경을 쓰다 보면 훈련을 잘 해보겠다는 계획이 엉망이 된다. 스트레스(삶이나 훈련 과다로 인한)는 코르티솔의 분비를 유발하는데, 이 호르몬은 (적은 양이면) 신체가 스트레스에 대처하도록 돕지만 지속적으로 분비되면 신체의 다양한 계통을 제한하거나 완전히 멈출 수도 있다. 또한 스트레스는 수면 방해, 소화 장

애와 심장 이상을 초래할 수 있다. 건강에 유익한 훈련은 스트레스를 해소하도록 도울 수 있지만, 그렇지 못한 훈련은 이러한 문제를 악화시킬 수 있다.

　이어지는 장들에서는 달리기와 건강을 도와줄 근력 훈련 운동을 소개한다. 이러한 운동을 제2장에서 제시한 달리기 훈련 모델과 결합하면 잘 구성된 훈련 프로그램이 되어 달리기의 성공을 가져온다. 이 장에서 다룬 당신의 훈련에 영향을 미칠 수 있는 외부 요인들에 유념하면, 당신은 나름의 달리기 목표를 성취하는 자신의 능력에 자신감을 가지고 훈련을 진행할 수 있다.

발과 발목

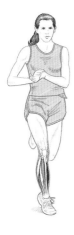

내구성 검사를 통과한 구조물은 무엇이든 기반이 강하고 확고하며 되도록이면 넓을 것이다. 이러한 디자인의 대표적인 예가 피라미드이다. 반면 인간은 안정적인 두 다리를 가지고 비교적 긴 발의 지지를 받아 꽤 좁은 기반 위에서 생존해야 한다.

하퇴부에서 체중을 지지하는 주요 뼈는 경골(tibia)이다(그림 4-1). 경골에는 더 가느다란 비골(fibula)이 부목처럼 대어져 있으며, 이는 발목관절에서 더 의미가 있다. 여기서 비골은 굽어 있는 경첩관절(hinged joint)의 외측 부분을 형성한다. 이들 뼈에 부착된 근육들은 발목의 움직임과 발을 형성하는 중족골(metatarsals, 발허리뼈) 및 족지골(phalanges, 발가락뼈)의 움직임을 조절한다. 발목관절 자체는 거의 전적으로 전후 방향으로 움직이나, 발목(tarsal)을 형성하는 7개의 뼈가 거골하관절(subtalar joint)과 횡족근관절(midtarsal joint)에서 발의 내번(inversion)과 외번(eversion)이 모두 이루어질 수 있도록 위치하고 있다. 이에 따라 각각의 발은 평탄하지 않거나 미끄러운 지면에서 안쪽 및 바깥쪽으로 기울어

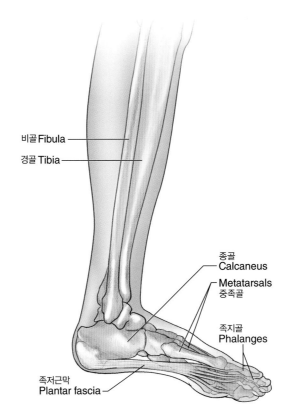

비골 Fibula

경골 Tibia

종골
Calcaneus

Metatarsals
중족골

족지골
Phalanges

족저근막
Plantar fascia

그림 4-1. 하퇴부와 발의 뼈 구조물 및 연조직

질 수 있다.

　발바닥에서는 3개의 뼈만이 지면과 접촉한다. 즉 종골(calcaneus, 발뒤꿈치 아래에 위치함), 제1중족골두(first metatarsal head)와 제5중족골두(fifth metatarsal head)이다. 이렇게 삼각형을 형성하는 뼈들 사이에는 거골(talus), 입방골(cuboid bone), 주상골(navicular bone)과 3개의 설상골(cuneiform bones)로 이루어진 복합체가 위치한다. 이들 뼈는 올려져 5개의 중족골과 함께 종족궁(longitudinal arch)을 형성할 수 있도록 서로 대치되게 놓여 있다. 이 모든 뼈는 발밑 지형의 변동에 따라 위치를 변화시킬 뿐만 아니라 발이 측면으로 움직이도록 한다. 족근골은 족궁의 정점을 형성하며, 발가락 끝으로부터 보면 서로 회전하는 것처럼 보여 발이 안이나 바깥으로 움직일 수 있도록 한다. 이러한 움직임이 있어 인간은 발의 내측으로나 외측으로 걷고 달리는 것이 가능하다.

앞으로 미는 파워는 종아리, 특히 후방 구획의 두 근육에서 나온다(그림 4-2a). 가자미근(soleus)은 심부 근육이고 비복근(gastrocnemius)과 합쳐져 아킬레스건을 형성하며, 이 건은 종골에서 정지한다. 이들 근육이 수축하면 종골을 당겨 발 전체가 뒤로 당겨진다. 심층 근육은 중족골과 발가락을 굴곡시키는데, 장지굴근(flexor digitorum longus), 장무지굴근(flexor hallucis longus)과 후경골근(tibialis posterior)이 있다. 이들 근육은 발의 족저굴곡(plantar flexion, 발을 아래로 세우는 동작)을 일으키며, 여러 관절을 지나가기 때문에 발목에도 마찬가지 작용을 한다.

다리의 전방 구획, 즉 신근 구획(그림 4-2b)은 경골과 비골 사이에 있고 비교적 비탄력적인 섬유초(fibrous sheath)로 둘러싸여 있다. 이 구획에는 전경골근(tibialis anterior), 장지신근(extensor digitorum longus)과 장무지신근(extensor hallucis longus)이 있다. 이 근육들은 발목의 앞쪽을 지나 족근골, 중족골과 족지골에서 정지해 이 뼈들을 올리는 족배굴곡(dorsiflexion)을 일으킨다. 이들 근육은 대부분의 활동에서 후방 종아리 근육들과 동일한 파워를 생성할 필요가 없으므로 덜 발달되어 있고 더 약하다. 추가로 발목과 후족부의 외측 안정성은 비골근(peroneus)에 의해 제공되며, 이들 근육은 비골에서 기시하여 발목관절의 외측을 지나 바깥쪽 중족골에서 정지한다.

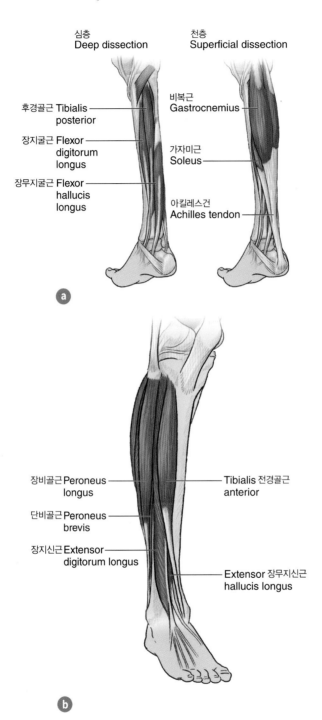

심층
Deep dissection

천층
Superficial dissection

후경골근 Tibialis posterior

장지굴근 Flexor digitorum longus

장무지굴근 Flexor hallucis longus

비복근 Gastrocnemius

가자미근 Soleus

아킬레스건 Achilles tendon

a

장비골근 Peroneus longus

단비골근 Peroneus brevis

장지신근 Extensor digitorum longus

Tibialis 전경골근 anterior

Extensor 장무지신근 hallucis longus

b

그림 4-2. 하퇴부와 발: (a) 뒤. (b) 앞.

매우 강력한 힘이 아킬레스건을 통해 생성된다. 아킬레스건에 부상을 입으면 잘 발달된 신경망 때문에 아주 고통스러운 경향이 있고 이 부위에는 혈류가 부족해 서서히 치유되는 경향을 보인다. 족저근막(plantar fascia)도 거의 마찬가지이다. 이 근막은 종골의 앞부분에서 기시하여 5개 중족골의 바닥에서 정지한다. 족저근막은 유연성이 없는 섬유조직으로 되어 있고 발뒤꿈치가 가장 약한 부분이다. 발을 내부에서 2차원적으로 본다면 족저근막은 족근골과 중족골에 의해 이루어지는 삼각형의 수평 바닥을 형성한다.

이와 같은 해부구조는 기능적인 관점에서 고려되어야 하며, 발을 지면에 대고 떼는 움직임을 느린 동작 화면으로 보면 각각의 걸음과 관련된 동작을 이해하는 데 도움이 된다. 처음으로 발을 지면에 디디는 동작을 발뒤꿈치 접지(heel strike)라고 하며, 이후 발은 조금 안쪽으로 기울고 체중이 점차 발의 외측을 따라 내려가, 중족골의 바닥과 발가락이 붙는 자리에서 착지가 완료된다. 간혹 족배굴곡을 충분히 할 수 없기 때문에 발가락으로 지면과 첫 접촉을 하는 주자가 소수 있다. 이렇게 발뒤꿈치 접지가 안 되는 것은 유전적 혹은 구조적 요인에 기인할 수도 있다. 그러나 사람들은 대부분 발가락만으로는 아주 짧은 시간과 거리만 달릴 수 있다. 왜냐하면 발가락만으로 달리면 종골의 중심축을 통해 작용하는 강력한 종아리 근육이 아니라 비교적 약한 발가락 굴근이 족저굴곡을 담당해야 하기 때문이며, 특히 족배굴곡이 제한될 경우에 그렇다.

일단 발이 지면에 평평하게 닿으면, 움직임은 역으로 계속된다. 먼저 발뒤꿈치가 들려지고 바깥쪽 중족골을 따라 안쪽으로 기운 다음, 마지막으로 중족골과 발가락이 붙는 자리에서 밀어내어 지면에서 발을 떼게 된다. 이와 같은 움직임이 순차적으로 일어나는 동안 모든 관련 근육이 규칙적인 리듬으로 수축하거나 신장하지만, 작용이 동시에 일어나지는 않는다.

이 시점에서 우리는 회내 또는 회외 된 발을 둘러싼 미신을 확실히 해둘 필요가 있다. 발뒤꿈치 접지 후 발에서는 서로 관련되어 있지만 구분되는 3가지 움직임이 일어난다. 거골하관절에서는 발의 내번 또는 외번, 즉 발이 안쪽으로 기울거나 바깥쪽으로 기우는 움직임이 일어난다. 중족부에서는 외전 또는 내전이 일어나는데, 여기서는 움직임이 수평면에서만 이루어진다. 전족부에서는 움직임이 주로 위아래로 이루어져, 족저굴곡 또는 족배굴곡(이는 다소 혼란스럽지만 발의 신전이라고 한다)이 일어난다. 회내는 이들 관절의 복합적인 움직임을 포함하는데 거골하관절에서 외번, 중족부에서 외전(바깥쪽으로의 수평 움직임), 그리고 전족부에서 족배굴곡이 일어난다. 반면 회외는 각각의 관절에서 이와 반대의 움직임을 포함하는데 거골하관절에서 내번, 중족부에서 내전, 그리고 전족부에서 족저굴곡이 일어난다.

모든 발에 의한 모든 걸음에서 이러한 움직임의 일부가 관찰된다. 그러나 이런 움직임이 과도해지면 뼈들을 연결하는 내부 인대가 지나치게 늘어나 주자는 통증이나 손상을 초래할 수 있다. 예를 들어 발을 지면에 평평하게 댄 채 과도한 회내를 일으키면 비교적 약한 종족궁이 지나치게 안쪽으로 기울고 발가락이 바깥쪽을 향하므로 경골이 내회전을 일으키고 중족부의 뼈들 사이에 있는 인대가 내회전 되어(그리고 늘어나) 경골에 스트레스를 가한다. 결국 이러한 스트레스는 발의 내번 근육이 효율적으로 작용하는 능력을 저해할 것이다. 회외는 이와 반대의 움직임이며, 회외를 일으키면 발의 외측이 착지 하중을 받는다. 이 경우에는 경골이 불균형적으로 외회전을 일으키며, 비골근에 가해지는 과도한 긴장은 장경인대까지 확산될 수도 있다. (제11장에서 우리는 적절한 신발을 선택해 과다회내와 회외에서 오는 고충을 최소화하는 방법을 논의한다.) 발이 과도하게 가동성을 보일 경우에 일어나는 과도한 긴장 때문에, 심하게 회외 된 발은 장거리 주자에게 지나친 장애가 될 수도 있다. 하지만 세계에서 가장 빠른 주자들은 대부분 이러한 잠재적 장애를 극복했다.

기타 해부학적 변이 사례 하나는 종족궁이 높고 경직되어 있는 사람들로, 이들도 반드시는 아니지만 회외를 일으킬 수도 있다. 다른 하나는 족궁이 평평하고 과도한 회내를 동반하거나 동반하지 않는 사람들이다. 두 유형의 발 모두 유연성 부족이 역학적으로 불리하게 작용할 수 있으므로, 그러한 변이를 보이는 주자는 그렇지 않을 경우에 자신의 잠재력이 암시하는 것보다 더 느릴 수도 있다.

구체적인 훈련 지침

이 장에 소개된 서서하는 운동들 중 일부는 편측으로, 즉 한 번에 한쪽 다리로 수행되어야 하거나 수행해도 된다. 이러한 유형의 움직임은 운동을 적절히 수행하면서 균형을 잡기 위해 다리의 모든 주요 근육(보다 약한 근육을 포함해)을 동원함으로써 표적 근육을 강화할 수 있다. 또한 안정성을 요하는 운동은 적절한 자세를 유지하기 위해 복부, 등 하부와 엉덩이의 중심부 근육을 동원한다. 단독으로 서서 편측으로 하는 대부분의 운동을 하면 표적이 되는 특정 근육(그리고 동원되는 중심부 근육)에서 근력과 아울러 충분히 반복할 경우에는 근지구력을 기르도록 돕는다.

덤벨 싱글레그 힐 레이즈
Single-Leg Heel Raise With Dumbbells

[종아리와 아킬레스건]

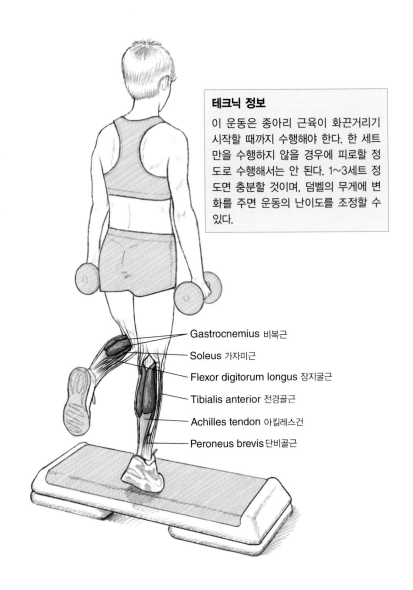

테크닉 정보

이 운동은 종아리 근육이 화끈거리기 시작할 때까지 수행해야 한다. 한 세트만을 수행하지 않을 경우에 피로할 정도로 수행해서는 안 된다. 1~3세트 정도면 충분할 것이며, 덤벨의 무게에 변화를 주면 운동의 난이도를 조정할 수 있다.

Gastrocnemius 비복근
Soleus 가자미근
Flexor digitorum longus 장지굴근
Tibialis anterior 전경골근
Achilles tendon 아킬레스건
Peroneus brevis 단비골근

운동 방법

1. 플랫폼에 올라서서 한쪽 발의 볼과 발가락으로만 플랫폼을 디뎌 선다. 중족부와 발뒤꿈치는 플랫폼에 닿지 않는다. 다른 쪽 다리는 무릎을 90도 각도로 구부리고 플랫폼에 닿지 않게 한다. 양손에 덤벨을 들고 양팔은 엉덩이와 대퇴사두근의 양옆을 따라 쭉 뻗어 내린다.

2. 복근을 동원해 똑바로 세운 상체를 안정시킨 채 적절한 자세를 유지한다. 플랫폼을 디디고 있는 발의 발뒤꿈치를 올린다(족저굴곡). 무릎을 과신전시켜서는 안 된다. 다리는 쭉 펴거나 약간 구부려야 (약 5도로) 한다.
3. 발을 내려(족배굴곡) 시작 자세로 되돌아간다. 각각의 세트를 견딜 만한 수준에서 완료한 다음 다른 쪽 다리로 운동을 반복한다.

관련근육

주동근육: 비복근, 가자미근
이차근육: 전경골근, 단비골근, 장지굴근

관련 연조직

주동 연조직: 아킬레스건

달리기 포커스

한쪽 다리 발뒤꿈치 올리기인 이 운동은 모든 주자의 근력 훈련 프로그램에서 주요 운동이 되어야 한다. 왜냐하면 이 운동은 수행하기 쉽고 거의 장비를 요하지 않으며 다목적 운동이기 때문이다. 특히 이 운동은 근력을 길러 부상의 방지를 돕기 위해 수행할 수 있으며, 아킬레스건이나 종아리 근육이 손상을 입었다면 재활 운동으로 이용할 수도 있다. 이 운동은 주자가 아직도 부상의 초기 결과를 경험하고 있다면 수행해서는 안 된다. 그러나 통증 수준에 대한 주관적인 평가나 객관적인 영상(MRI) 평가로 판단해 어느 정도 치유가 일어났을 경우에는 부상 후에도 이 운동을 안전하게 수행할 수 있다.

제9장에서 설명하듯이 이 운동에는 신장성 요소(eccentric component, 근육의 신장)가 추가됨으로써 이 종아리 및 아킬레스건 운동의 가치가 증가한다. 신장성 동작은 근육이 신장성 수축(eccentric contraction)을 할 때 한층 더 무거운 웨이트를 다룰 수 있기 때문에 가치가 있다. 또한 근육은 신장성 수축 동작을 수행할 때 가장 크게 강화되고 신장성 수축은 근육의 속근 섬유(fast-twitch fiber)를 발달시키는 데 보다 적합하다는 가설도 있다.

머신 스탠딩 힐 레이즈
Machine Standing Heel Raise

[종아리와 아킬레스건]

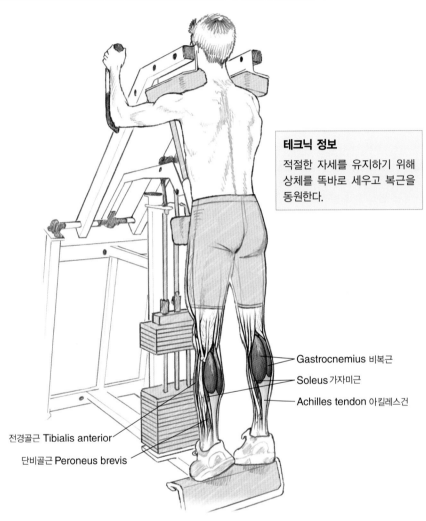

테크닉 정보

적절한 자세를 유지하기 위해
상체를 똑바로 세우고 복근을
동원한다.

Gastrocnemius 비복근

Soleus 가자미근

Achilles tendon 아킬레스건

전경골근 Tibialis anterior

단비골근 Peroneus brevis

운동 방법

1. 무릎을 살짝 구부려 머신의 어깨 패드 아래에 선다. 상체를 똑바로 세우고 복근을 동원해 적절한 자세를 유지한다. 양팔은 어깨 패드 옆에 있는 손잡이에 두어야 한다. 가벼운 그립을 사용해야 한다.

2. 발뒤꿈치를 올려(족저굴곡) 양발이 중족골과 발가락으로만 플랫폼에 닿도록 한다. 발가락은 이완시키고 종아리 근육의 신전에 강조점을 두어야 한다.

3. 종아리에서 완전한 신장이 느껴질 때까지 발뒤꿈치를 내린다. 반복한다.

관련근육

주동근육: 비복근, 가자미근

이차근육: 전경골근, 단비골근

관련 연조직

주동 연조직: 아킬레스건

달리기 포커스

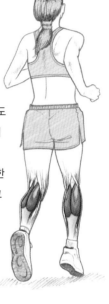

서서 발뒤꿈치 올리기인 이 운동은 종아리 근육 복합체(비복근과 가자미근)와 아킬레스건을 강화하도록 고안된 또 다른 운동이다. 이 운동은 가자미근보다는 종아리에서 큰 근육인 비복근을 보다 강조하나, 작은 근육인 가자미근도 단련시킨다. 이 운동은 앞서 소개한 한쪽 다리 발뒤꿈치 올리기 운동과 함께 해도 되며, 이 경우에 정말로 종아리 근육을 피로하게 한다. 아니면 운동의 목표가 신체 부위마다 한 가지 운동을 하는 것이라면 독자적으로 해도 된다.

종아리 근육과 아킬레스건은 발뒤꿈치 접지 후 충격 흡수와 방향전환의 상당한 부분을 담당한다. 주자가 전통적인 운동화보다 굽이 더 낮은 가벼운 신발을 신고 경주할 때에는 충격이 더 뚜렷해진다. 충격의 최소화를 돕고 보행주기를 통해 발을 움직여 추진을 돕기 위해 모든 주자는 종아리의 근력을 기르는 운동을 자신의 훈련에 포함시켜야 한다. 이러한 운동은 달리기 진행의 어느 단계에서나 해도 되며, 부상을 일으키지 않았다면 특히 경주 단계에서 강조되어야 한다.

응용운동   **머신 시티드 힐 레이즈**
Machine Seated Heel Raise

서서 발뒤꿈치 올리기 운동과 앉아서 발뒤꿈치 올리기인 이 응용운동에 의해 영향을 받는 해부 구조물 사이에는 비슷한 점이 많으나, 두 운동은 가자미근에 강조점을 두는 정도에 차이가 있다. 특히 앉는 경우에는 비복근이 덜 동원되므로, 크기는 작지만 가자미근이 주도적인 종아리 근육이 된다.

가자미근을 강화하면 달리기 보행주기에서 지면으로부터 발을 뗄 때 필요한 추진력의 생성에 도움이 된다. 또한 가자미근의 강화는 굽이 낮은 신발을 신고 경주하거나 운동하는 주자가 경주 또는 운동 중과 후에 종아리의 통증 및 아킬레스건의 과도한 긴장을 극복하는 데에도 도움이 된다. 굽이 더 낮은 신발이나 스파이크는 러닝화를 신은 경우보다 아킬레스건을 더 신장시킨다. 가자미근을 강화하고 스트레칭 시키면 추가 신장이 완화되어 아킬레스건의 손상 방지에 도움이 될 수 있다.

밴드 족저굴곡
Plantar Flexion With Band

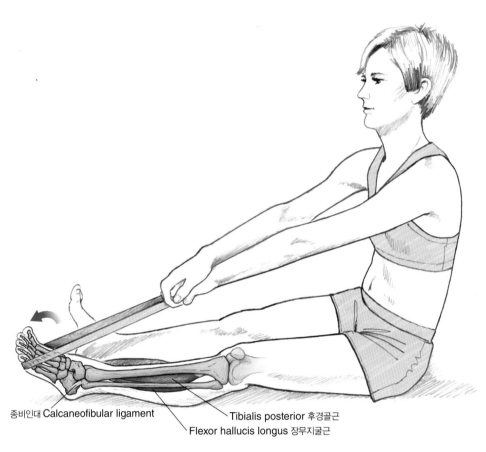

종비인대 Calcaneofibular ligament

Tibialis posterior 후경골근
Flexor hallucis longus 장무지굴근

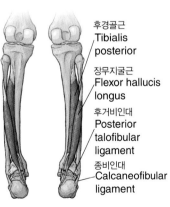

후경골근
Tibialis
posterior

장무지굴근
Flexor hallucis
longus

후거비인대
Posterior
talofibular
ligament

종비인대
Calcaneofibular
ligament

운동 방법

1. 바닥에 앉아 몸의 앞쪽으로 다리를 완전히 뻗는다. 양손으로 저항밴드의 끝을 잡고 중족골두가 위치하는 발의 볼에 밴드를 둘러 늘인다. 운동을 시작하기 전에 밴드는 늘어짐이 없이 팽팽해야 한다.
2. 발을 완전히 내린다(족저굴곡).

3. 완전히 내린 상태에서 자세를 1초 동안 유지한 다음 밴드를 뒤로 부드럽게, 지속적으로 당긴다. 그러면 발은 족배굴곡을 일으키고 원래의 자세로 되돌아갈 것이다.

4. 밀고 당기는 운동을 피로할 때까지 반복하되, 내내 장력을 조절한다.

관련근육

주동근육: 후경골근, 장무지굴근

관련 연조직

주동 연조직: 후거비인대, 종비인대

달리기 포커스

제3장에서 다양한 유형의 지형에서 달리기 위해 요구되는 적응에 관해 논의하였는데, 이는 달리기 경기력에서 발과 발목의 역할에 대해 일부 통찰력을 제공한다. 이 운동은 발과 발목의 근력 및 유연성을 길러줘 평탄하지 않은 지형을 달릴 때 부상을 방지하고 보행주기의 입각기(support phase)에 도움을 준다.

이 운동은 체중부하 운동이 아니기 때문에 매일 해도 된다. 이 운동은 발목을 삐었을 경우에 이를 극복하기 위한 재활 운동으로, 또는 근력과 유연성을 기르기 위한 운동으로 이용할 수 있다. 운동하는 사람이 밴드의 장력을 조절하기 때문에 반복할 때마다 난이도의 조정이 가능하다. 저항밴드의 팽팽함에 의해 제공되는 적절한 저항 속에 부드럽지만 폭발적으로 움직이는 데 강조점을 두어야 한다. 밴드의 팽팽함은 양손으로 잡은 밴드의 끝을 서서히 당기거나 놓아줌으로써 쉽게 조절할 수 있다.

앵클 웨이트 족배굴곡
Dorsiflexion With Ankle Weights

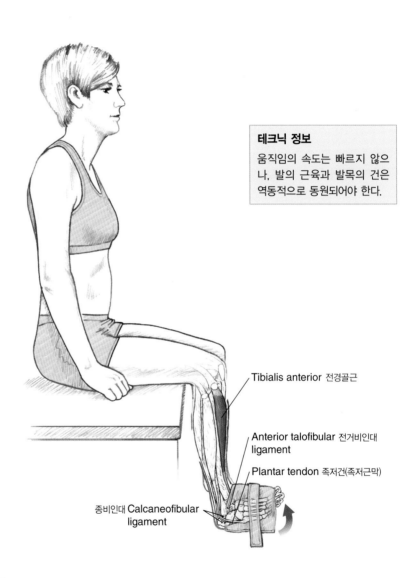

테크닉 정보
움직임의 속도는 빠르지 않으
나, 발의 근육과 발목의 건은
역동적으로 동원되어야 한다.

Tibialis anterior 전경골근

Anterior talofibular 전거비인대
ligament

Plantar tendon 족저건(족저근막)

종비인대 Calcaneofibular
ligament

운동 방법

1. 탁자에 앉아 무릎을 구부리고 하퇴부를 늘어뜨린다. 적절한 저항을 제공하는 앵클 웨이트(ankle
   weight)를 한쪽 발의 중족부에 둘러 고정시킨다. 상체는 똑바로 세우고 양손은 몸의 양옆에 두어 균
   형만을 제공하도록 한다.

2. 부드럽지만 강한 동작으로 발을 경골 쪽으로 완전히 족배굴곡 시킨다(위쪽과 뒤쪽으로 향하게 한다). 하퇴부는 90도로 구부린 상태를 유지한다. 웨이트를 움직일때 발과 발목을 도우려고 하퇴부가 흔들려서는 안 된다.

3. 부드럽게 발을 내리고(족저굴곡; 완전히 족저굴곡 시킬 필요는 없다) 피로할 때까지 운동을 반복한다. 앵클 웨이트를 다른 쪽 발로 바꾸고 운동을 반복한다.

관련근육

주동근육: 전경골근

관련 연조직

주동 연조직: 전거비인대, 종비인대, 족저근막

달리기 포커스

이 운동은 체중부하가 없는 또 다른 발 및 발목 운동이며, 부상 후 재활을 위해 또는 근력과 유연성을 향상시키기 위해 매일 해도 된다. 앵클 웨이트의 무게는 운동의 목표에 따라 다양하게 세부적으로 조정할 수 있다. 예를 들어 무거운 웨이트를 사용해 반복 횟수와 세트를 줄이면 근력 강화를 강조하게 된다. 반면 가벼운 웨이트를 사용해 반복 횟수와 세트를 늘리면 유연성과 근지구력을 돕게 된다.

응용운동 **밴드 족배굴곡**
Dorsiflexion With Band

앞의 운동은 밴드 족저굴곡 운동처럼 밴드를 사용해 할 수도 있다. 그러면 족배굴곡와 족저굴곡을 교대로 할 수 있다. 먼저 밴드의 저항에 대항해 발을 족저굴곡 시키고, 다음 밴드를 몸 쪽으로 당길 때 즉시 발을 족배굴곡 시켜 발을 완전히 굴곡시키면 다시 족저굴곡 시킬 준비가 된다.

밴드 발 외번
Foot Eversion With Band

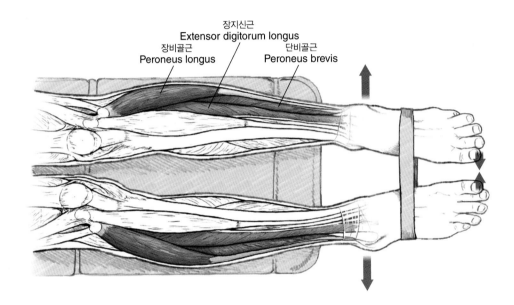

장지신근
Extensor digitorum longus
장비골근
Peroneus longus
단비골근
Peroneus brevis

운동 방법

1. 웨이트 벤치에 앉아 다리를 완전히 뻗어 아킬레스건, 발목과 발만이 벤치 바깥으로 나가도록 한다. 양손을 몸의 뒤쪽 벤치 위에 두어 몸을 지지한다. 탄력밴드로 양발을 팽팽하게 감는다. 양발은 족저 굴곡 되어 있고, 발바닥이 아래로 향하며, 양발 사이에 약 15㎝의 공간을 둔다.

2. 양발을 안쪽으로 회전시키면서 엄지발가락을 처지게 하고 밴드의 저항에 대항해 양발을 바깥쪽으로 민다. 이 자세를 3~5초 동안 유지한다.

3. 양발을 이완시키고 3~5초 동안 휴식한 다음 반복한다.

관련근육

주동근육: 장/단비골근, 장지신근

달리기 포커스

이 장의 서두에서 말하였듯이 회내는 단지 1개 면이 아니라 3개 면의 움직임이 복합되어 일어난다. 이러한 움직임의 하나는 발의 외번이며, 외번은 족저굴곡 상태에서는 주로 장비골근에 의해, 족배굴곡 상태에서는 단비골근에 의해 조절된다. 이 운동은 족저굴곡 자세에서 수행된다. 왜냐하면 이것이 특히 과다회내(overpronation)를 보이는 주자에게 더 쉬운 움직임이기 때문이다. 과소회내(underpronation), 즉 회외를 보이는 주자에게도 이 운동이 유익한데, 그것은 발의 자연스러운 동작이 아니기 때문이다.

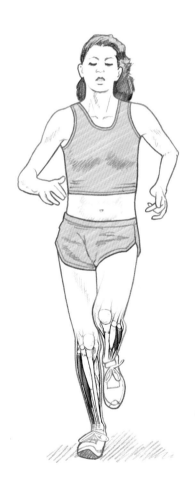

보수 볼 발 내번
Foot Inversion on BOSU

[발]

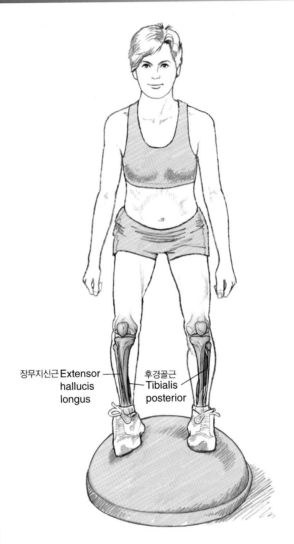

장무지신근 Extensor hallucis longus

후경골근 Tibialis posterior

운동 방법

1. 적절하게 바람이 든 보수 볼(BOSU)의 반구 위에 올라선다. 발의 자세를 적절하게 잡아 몸이 적절히 균형을 이루도록 한다.
2. 양발이 내번 된 자세로 보수 볼 위에 서서 이 책에서 소개한 서서 하는 운동을 아무거나 한다.(자세한 내용은 달리기 포커스를 참조한다).
3. 피로가 빨리 시작되므로 운동을 반복하는 사이 시간에 필요에 따라 휴식으로 평평한 지면에 내려서도 된다.

84 CHAPTER 4

관련근육

주동근육: 후경골근

이차근육: 장무지신근

달리기 포커스

헬스 트레이너는 보수 볼을 균형과 고유수용감각을 발달시키기 위한 도구로 추천한다. 이러한 발달이 이루어지면 비포장도로에서 경주하거나 훈련하는 주자에게 유익하다. 아울러 보수 볼 위에서 취하는 내번 된 발 자세는 발목의 근력과 유연성을 향상시키며, 이와 같은 향상은 보행주기에서 발의 지지를 돕는다.

보수 볼 위에서 하는 구체적인 운동은 볼 위에서 균형의 유지에 강조점을 두는 것만큼 중요하지 않다. 보수 볼은 둥글기 때문에 발은 운동 내내 볼 위에서 내번 된 자세를 유지한다. 예를 들어 덤벨을 들고 스쿼트를 하면 내번 된 자세에서 발과 발목의 강화를 촉진하는 좋은 운동이 될 것이다. 또 하나 덜 역동적인 운동은 덤벨 컬을 수행하는 것이다. 아니면 각각의 운동을 한 세트씩 혹은 여러 세트 할 수도 있다. 강조점은 발의 내번 된 자세에 두나, 이를 다른 운동과 결합하면 시간을 절약하는 복합적인 움직임이 된다.

또한 보수 볼을 사용하면 덤벨 컬과 덤벨 스쿼트 같은 보통의 근력 훈련 운동에 비틀기가 추가되어 보다 응용된 즐거운 근력 훈련 프로그램이 된다. 그러나 일부 운동은 보수 볼 위에서 수행하면 안 된다. 특히 슬관절에 많은 웨이트와 회전력(torque)이 가해지는 운동들은 피해야 한다 (예로 무거운 웨이트로 하는 풀 스쿼트).

다리

LEGS

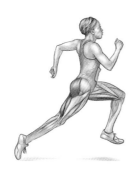

달리기에 관여하는 해부구조의 부위들을 살펴볼 때에는 그 부위들을 구성하면서 연결되어 있는 연조직과 뼈 구조물을 고려해야 한다. 한 부위의 움직임은 다른 부위의 대항 움직임을 일으키며, 더욱이 두 부위가 더 가까울수록 서로에게 더 영향을 미친다. 간단한 예로 무릎 굴곡을 생각해보라. 무릎이 굴곡을 일으키기 위해서는 햄스트링을 능동적으로 수축시켜 대퇴사두근이 수동적으로 신장되도록 해야 한다.

이러한 연결은 신체의 모든 움직임, 모든 호흡과, 아무리 작더라도 모든 경련에서 일어난다. 이런 연결을 가장 전형적으로 보이는 곳이 중심부(core)와 대퇴부 사이에 있는 부위이며, 이곳에서는 하지가 골반에 매끄럽게 연결되어 있다. 일부 골반 근육은 다리의 움직임과 안정성에 기여하고 그 반대도 마찬가지이다. 또 다른 예가 무릎으로, 이곳의 근육들은 2개의 관절을 지나가므로 이들 근육들은 이들 관절들의 동작과 안정성에 영향을 미친다. 다리는 상체(허리 위의 부위)의 하중을 지지하고 상체를 움직이며 일부 경우에는 장거리에 걸쳐 그러한 작용을 하기 때문에, 하지는 근력과 가동성을 결합해 효율성을 극대화하도록 진화해왔다.

대퇴부의 대퇴골(femur)은 고관절을 통해 치골(pubis)과 좌골(ischium)에 연결된다(그림 5-1). 대퇴부에서 또 다른 유일한 뼈인 슬개골(patella)은 슬관절 위에 놓여 있고 도르래 기능을 한다. 특히 이 뼈는 대퇴골 하단의 패인 곳에서 이동해 대퇴사두근(quadriceps)의 파워를 유도(안내)하고 이에 따라 무릎이 신전된다.

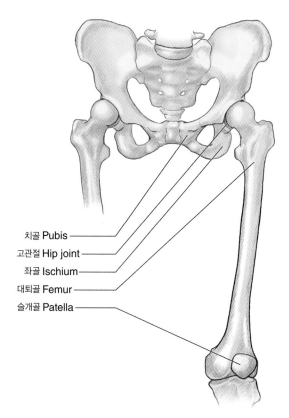

치골 Pubis

고관절 Hip joint

좌골 Ischium

대퇴골 Femur

슬개골 Patella

그림 5-1. 대퇴부의 뼈 구조물

사실 대퇴사두근(그림 5-2a)의 주요 기능은 무릎의 신전이다. 인체에서 가장 큰 근육인 대퇴사두근은 대퇴부의 전방에서 외측으로부터 내측까지 놓여 있는 외측광근(vastus lateralis), 대퇴직근(rectus femoris), 중간광근(vastus intermedius), 내측광근(vastus medialis) 등 4개의 근육으로 이루어진다. 이들 4개 근육은 슬개골의 상단에서 합쳐져 슬개건(patellar tendon)을 형성하고 이 슬개건이 경골의 상부에 부착되므로, 대퇴사두근이 수축하면 슬개건을 당겨 슬관절이 펴진다. 또한 대퇴사두근의 수축은 무릎을 가슴 쪽으로 당긴다. 이러한 고관절 굴곡은 대퇴사두근 중 대퇴직근이 고관절의 상방 및 전방에서 기시하기 때문에 일어나는데, 이는 이 근육이 수축하면 고관절 굴근으로도 작용한다는 것을 의미한다. 이와 같은 역학은 대퇴사두근을 크게 수축시켜 보폭을 넓힐 수 있는 단거리 주자에게 특히 의미가 있다. 그러나 장거리 달리기에서는 이렇게 무릎을 높이 들어 올리면 에너지가 낭비되므로 보다 긴 거리를 달릴 경우에는 고관절과 슬관절의 가동범위가 훨씬 더 작아지는 경향이 있다.

따라서 달리기 동작에서 대퇴사두근의 역할은 이중적이며, 두 움직임의 의도는 보폭을 증가시키는 것이다(그림 1–2 참조). 무릎이 완전히 신전된 상태에서 동시에 대퇴사두근이 고관절을 굴곡시키면 보폭이 최대화될 뿐만 아니라 체공시간도 증가해 이미 생성된 탄력이 몸을 더 멀리 전진시키도록 한다.

햄스트링(hamstrings: 슬괵근, 슬굴곡근, 그림 5–2b)도 거의 마찬가지이다. 이 근육 역시 두 관절을 지나가지만 대퇴사두근의 경우와 반대로 작용해 고관절을 신전시키고 슬관절을 굴곡시킨다. 햄스트링은 반막양근(semimembranosus), 반건양근(semitendinosus)과 대퇴이두근(biceps femoris)으로 이루어지며, 이들 근육은 골반 내의 서로 다른 지점에서 기시하고 중간의 근복에서 어느 정도 모이다가 무릎 뒤에서 분리되어 경골과 비골의 상부 내측과 외측에서 정지한다. 햄스트링이 수축하면 대퇴부와 하퇴부를 모두 뒤로 몰아가며, 이러한 움직임은 단거

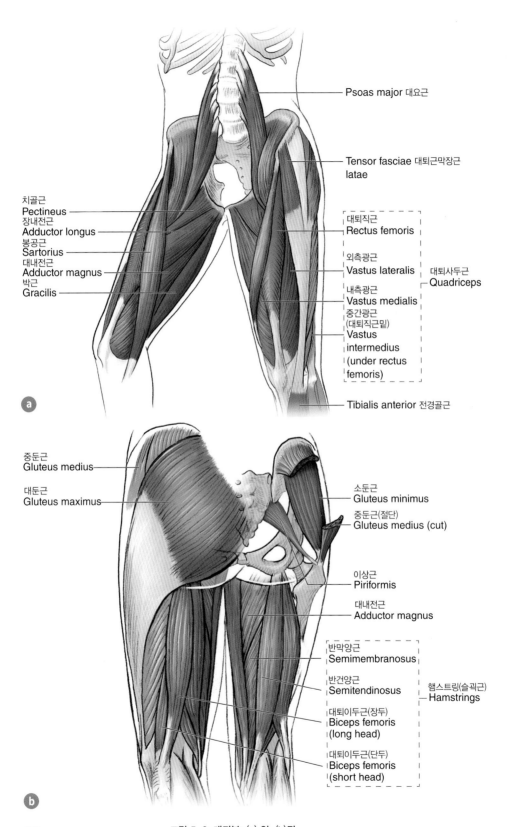

Psoas major 대요근

Tensor fasciae 대퇴근막장근
latae

치골근
Pectineus
장내전근
Adductor longus
봉공근
Sartorius
대내전근
Adductor magnus
박근
Gracilis

대퇴직근
Rectus femoris

외측광근
Vastus lateralis

내측광근
Vastus medialis

중간광근
(대퇴직근밑)
Vastus
intermedius
(under rectus
femoris)

대퇴사두근
Quadriceps

Tibialis anterior 전경골근

a

중둔근
Gluteus medius

대둔근
Gluteus maximus

소둔근
Gluteus minimus

중둔근(절단)
Gluteus medius (cut)

이상근
Piriformis

대내전근
Adductor magnus

반막양근
Semimembranosus

반건양근
Semitendinosus

대퇴이두근(장두)
Biceps femoris
(long head)

대퇴이두근(단두)
Biceps femoris
(short head)

햄스트링(슬괵근)
Hamstrings

b

그림 5-2. 대퇴부: (a) 앞. (b)뒤.

리 주자에서 과장되는 경향이 있다(그림 1-3 및 1-4 참조). 그러나 무릎 굴곡의 증가는 장거리 주자에게 비효율적이며, 대신 이런 주자에서는 햄스트링에 의한 동작의 상당한 부분이 고관절에서 일어난다.

햄스트링을 절반으로 나눠 별개의 두 근육으로 생각하면 기능을 이해하기 쉽다. 이는 언뜻 역설적으로 들릴지도 모르나, 상부는 고관절 위로 연결되어 고관절 신근으로 작용하는 반면 하부는 슬관절 굴근으로 기능하고 무릎의 신전을 제한한다는 점을 고려해본다. 물론 햄스트링을 현미경으로 살펴보더라도 상부와 하부 근육이 물리적으로 구분되는 것은 아니며, 차이는 순전히 기능적일 뿐이다. 장거리 주자에서는 햄스트링에 의한 고관절과 슬관절의 가동범위가 모두 제한되나, 이렇게 관절들이 작은 각도로 움직임에도 이 근육의 수축은 매우 강력하다.

간과하기 쉽지만 무릎은 또한 비틀릴 수 있어야 한다. 그렇지 않으면 어떻게 주자가 코너를 돌거나 평탄하지 않은 지형에 대처하겠는가? 무릎(그림 5-3)에는 내측과 외측에 2개의 측부인대(collateral ligament)가 있으며, 내측측부인대는 대퇴골을 경골에 연결하고 외측측부인대는 대퇴골을 비골에 연결한다. 이들 두 단일 인대는 함께 경첩으로 작용해 무릎이 전후방으로 움직일 수 있다. 그러나 회전은 초승달 모양이고 다소 고무 같으며 섬유연골로 이루어진 반달연골(meniscus, 반월상 연골)에 의존한다. 이 연골은 대퇴골과 경골 사이에 위치하고 하중을 슬관절에 분산시킨다. 또한 반달연골은 이 뼈들을 서로 비틀리게 한다.

무릎 내에 있으면서 서로 십자가 모양으로 교차하는 전방 및 후방십자인대(anterior and posterior cruciate ligaments)는 대퇴골과 경골이 서로 과도하게 전방 또는 후방으로 움직이지 않도록 한다. 하지만 이들 인대의 주요 기능은 무릎의 움직임을 유도(안내)하는 것이며, 무릎의 안정성에서 하는 역할은 적다. 이러한 안정성은 거의 전적으로 대퇴부 근육들의 근력에 의존한다.

따라서 대퇴부 근육들은 근력과 유연성을 모두 필요로 하며, 이 둘은 각각 운동으로 향상시킬 수 있다. 더욱이 근력과 유연성 간의 균형을 유지하는 것이 중요한데, 과도한 운동으로 근육이 뻣뻣해지면 유연성에 거의 도움이 되지 않고 반대로 근량이 부족하면 상대적인 약화를 초래하기 때문이다.

굴곡 자세의 무릎 Knee in flexed position

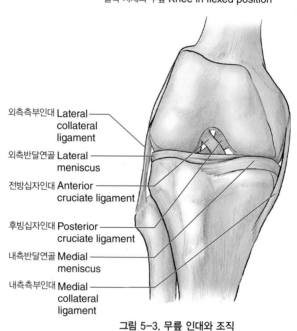

외측측부인대 Lateral collateral ligament

외측반달연골 Lateral meniscus

전방십자인대 Anterior cruciate ligament

후방십자인대 Posterior cruciate ligament

내측반달연골 Medial meniscus

내측측부인대 Medial collateral ligament

그림 5-3. 무릎 인대와 조직

구체적인 훈련 지침

이 장에서 소개하는 일부 대퇴부 운동을 하면서는 슬관절의 보호에 유의해야 한다. 대퇴사두근과 햄스트링은 모두 무릎을 지나가기 때문에(그리고 슬관절은 코너, 오르막길, 내리막길과 지형 변화에 적응하기 위해 비틀리기 때문에), 슬관절에서는 안정화와 이완이 계속된다. 처음에는 런지 운동이 수행하기 어려우므로 가벼운 웨이트로 동작을 완벽하게 한 후 저항을 증가시키도록 유의해야 한다. 머신 보조 운동은 슬관절의 보호에 도움이 되나, 가동범위가 고정되어 있어 기능적 운동으로서의 효과는 떨어진다.

다음에 소개된 모든 대퇴부 운동은 초급 훈련 및 근력(역치) 훈련 단계에서 좋은 대안이 될 수 있다. 그러나 VO_2max 훈련을 강조하는 마지막 단계에서는 이전의 근력 훈련 세션 후 과도한 피로를 초래하지 않은 운동들만 수행해야 한다. 어떤 운동, 웨이트, 그리고 반복을 피해야 하는지를 확인하는데에는 훈련 효과에 관한 일지를 작성하는 것이 도움이 된다.

머신 힙 어덕터
Machine Hip Adductor

[내전근 강화]

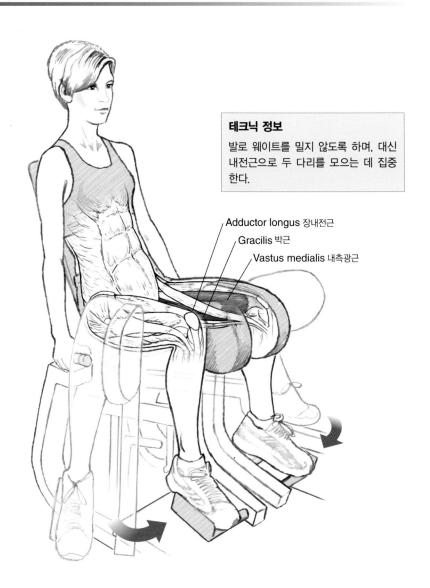

테크닉 정보

발로 웨이트를 밀지 않도록 하며, 대신 내전근으로 두 다리를 모으는 데 집중한다.

Adductor longus 장내전근
Gracilis 박근
Vastus medialis 내측광근

운동 방법

1. 적절한 자세로 앉아 머신 패드를 무릎의 내측에 댄다.

2. 패드를 안쪽으로 조인다. 동작은 유연해야 하며, 내내 일관된 힘을 기울여야 한다.

3. 서서히 웨이트에 저항하면서 원래의 자세로 되돌아간다.

관련근육

주동근육: 장/단/대내전근, 박근

이차근육: 내측광근

달리기 포커스

내전근 운동은 근력 훈련 프로그램에서 사용하거나 슬관절에 과도한 스트레스를 주지 않으면서 보조근육을 발달시켜야 하는 재활 프로그램의 일부로 사용할 수 있다. 전통 치료법에서는 일부 무릎 문제가 4개 대퇴사두근의 불균형에 기인하며, 이러한 불균형은 슬개골이 정상적인 경로(track)에서 벗어나는 문제를 초래한다고 본다. 내전근 운동은 일차적으로 내전근군을 강화하고 이차적으로 내측광근을 강화해 슬개골이 너무 외측으로 벗어나지 않도록 한다. 대퇴부의 내전근군과 대퇴사두근의 근력을 기르면 달리기 자세의 추진 단계에서 사용되는 강력한 신전을 돕는다. 대퇴사두근의 불균형을 막기 위해서는 제6장에서 설명하듯이 동일한 머신을 이용해 외전근 운동을 해야 한다.

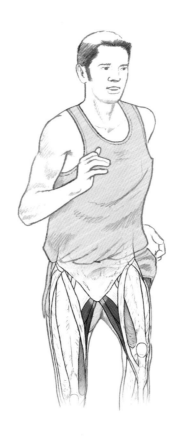

머신 레그 익스텐션
Machine Leg Extension

[대퇴사두근 강화]

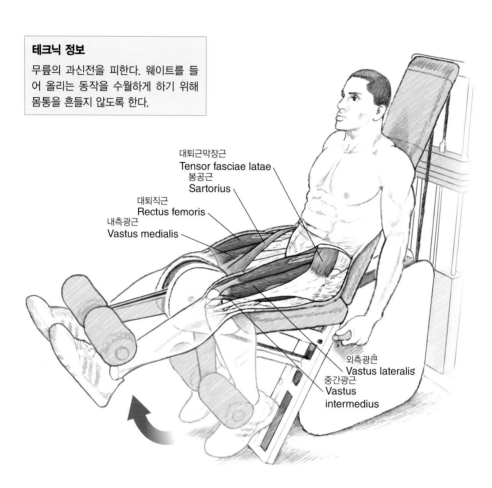

대퇴근막장근
Tensor fasciae latae
봉공근
Sartorius
대퇴직근
Rectus femoris
내측광근
Vastus medialis
외측광근
Vastus lateralis
중간광근
Vastus
intermedius

운동 방법

1. 다리를 신전시키는 레그 익스텐션 머신에 적절한 자세로 앉는다. 등을 곧게 펴고 무릎을 머신의 회전
   축에 일치시킨 상태를 유지한다. 의자 양옆의 손잡이를 잡되, 꽉 쥐지 않도록 한다.

2. 적절한 웨이트를 선택한 후 완전한 가동범위로 유연하게 다리를 신전시키되, 과신전되지 않도록 한다.

3. 완전히 신전시킨 상태에서 숨을 깊이 들이쉬면서 웨이트에 저항하며 서서히 다리를 내린다.

관련근육

주동근육: 대퇴사두근(대퇴직근, 외측/내측/중간광근)

이차근육: 대퇴근막장근, 봉공근

달리기 포커스

머신 레그 익스텐션은 하기가 간단하고 대퇴사두근의 근력을 크게 향상시킨다. 이 운동은 대퇴사두근의 4개 근육을 골고루 발달시키고 슬개골의 경로를 올바로 유지하는 데 도움이 된다. 슬개대퇴 손상(patellofemoral injury)을 입은 주자에게는 이 운동에서 요구되는 완전한 신전이 슬개골에 과도한 스트레스를 가할 것이다. 이런 경우에는 호를 짧게 그리는(최종 각도에서 15~20도만 내려 하는 것으로 아래 응용운동 참조) 변형운동을 하면 슬개골이 받는 부하를 덜어주면서 대퇴사두근을 발달시키는 데 도움이 된다. 이러한 응용운동은 기능적인 운동이 아니라 근력을 기르는 일반적인 운동이기 때문에 기초 훈련 단계에서만 해야 한다.

응용운동   **숏 아크 머신 레그 익스텐션**
Machine Leg Extension With Short Arc

슬개대퇴증후군(patellofemoral syndrome)으로 인해 무릎에 통증이 있으면 호를 짧게 그리면서 다리를 신전시키는 응용운동이 대퇴사두근의 근력을 기르는 데 아주 좋다. 단 하나 단점은 완전한 가동범위로 하는 운동이 아니라는 것이다. 그러나 일단 무릎 통증이 사라지면 완전한 신전 운동을 하면 된다.

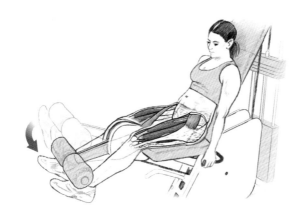

글루트-햄 레이즈
Glute-Ham Raise

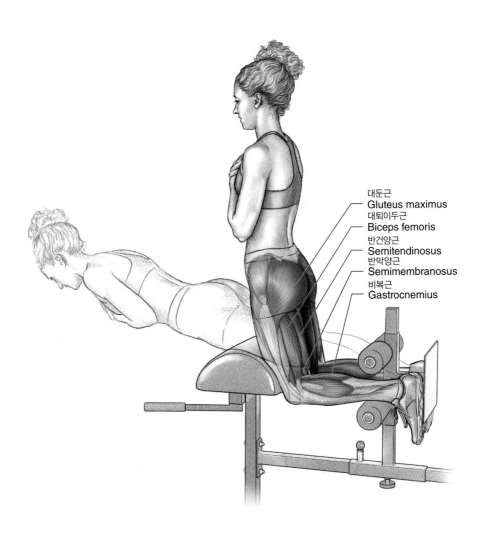

대둔근
Gluteus maximus
대퇴이두근
Biceps femoris
반건양근
Semitendinosus
반막양근
Semimembranosus
비복근
Gastrocnemius

테크닉 정보

● 상체를 뻗어 수평에 더 가까워질수록 햄스트링과 둔근이 더 많이 단련될 것이다.
● 무릎을 폄과 동시에 상체를 단일 평면으로 뻗어 운동을 정확히 수행한다.

운동 방법

1. 초기에 코치로부터 도움을 받아 글루트–햄 레이즈 머신의 패드를 조정해 몸에 맞춘다.
2. 머신에서 무릎을 꿇어 정강이가 아래쪽 패드에 닿고 대퇴사두근(대퇴부)이 정강이와 직각을 이루면서 수직 패드로 밀려 대어지도록 체위를 잡는다. 양발은 몸 뒤로, 뒤쪽의 위아래 패드 사이로 두어야 한다.
3. 양손은 가슴 앞에서 교차시킨다. 뒤쪽 패드를 통해 무릎을 신전시키면서 상체를 단일 면으로 뻗어 내린다(엉덩이가 약간 패드의 앞으로 나가게 한 채). 상채를 뻗어 지면과 수평이 되도록 한다.
4. 일단 완전히 뻗었으면, 상체를 올리고 무릎을 원래의 위치로 내린다.

관련근육

주동근육: 대/중/소둔근, 햄스트링(반건양근, 반막양근, 대퇴이두근)
이차근육: 대내전근, 비복근

달리기 포커스

그 이름이 나타내듯이 글루트–햄 레이즈는 햄스트링과 둔근을 모두 단련시켜 주자에게 기능적 운동이 된다. 햄스트링은 빨리 달리도록 도와주나, 주로 여가로 달리기를 즐기는 주자인 경우에 덜 빠른 속도로 달리기를 한다. 또한 대부분의 장거리 주자는 햄스트링이 덜 발달되어 있는 경향이 있다. 반면 둔근은 중심부를 안정화하고 고관절 신전을 도와 달리는 동안 체위를 더 잘 잡도록 해준다. 따라서 이 운동은 가성비가 높은데, 속도 향상과 체위 잡기를 모두 도와주기 때문이다. 더욱이 햄스트링과 둔근을 함께 발달시키면 대칭이 더 좋아질 수 있어 보다 약한 근육군이 손상을 입을 위험이 감소한다. 대부분의 근력 훈련 프로그램은 스쿼트를 수행한 후 이 운동을 완료하도록 제시한다.

덤벨 런지
Dumbbell Lunge

[대퇴부]

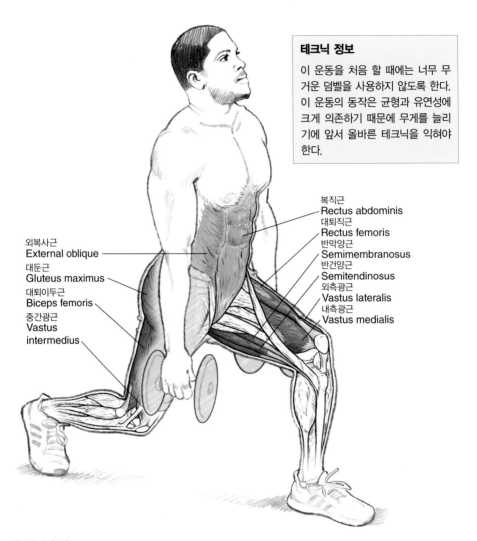

테크닉 정보

이 운동을 처음 할 때에는 너무 무거운 덤벨을 사용하지 않도록 한다. 이 운동의 동작은 균형과 유연성에 크게 의존하기 때문에 무게를 늘리기에 앞서 올바른 테크닉을 익혀야 한다.

복직근
Rectus abdominis
대퇴직근
Rectus femoris
반막양근
Semimembranosus
반건양근
Semitendinosus
외측광근
Vastus lateralis
내측광근
Vastus medialis

외복사근
External oblique
대둔근
Gluteus maximus
대퇴이두근
Biceps femoris
중간광근
Vastus intermedius

운동 방법

1. 양발을 어깨너비로 벌리고 서서 바른 자세를 취한다. 양손에 비교적 가벼운 덤벨을 든다.

2. 한쪽 발을 앞으로 작은 보폭으로 내딛으면서 엉덩이를 내려 대퇴사두근이 지면과 평행하고 무릎이 90도 각도를 이루도록 한다. 뒤쪽 다리는 균형을 제공한다.

3. 평행을 이룬 후 내디뎠던 발로 밀어 올려 원래의 자세로 되돌아간다. 반복할 때마다 다리를 교대하든지, 아니면 한쪽 다리로 풀 세트의 운동을 반복 한 후 다리를 교대한다.

관련근육

주동근육: 대퇴사두근(대퇴직근, 외측/내측/중간광근), 햄스트링(반건양근, 반막양근, 대퇴이두근), 대
둔근

이차근육: 복직근, 외복사근

⚠ **안전수칙:** 어려운 무산소 운동을 하는 도중 무릎은 상대적으로 취약하고 불안정한 위치 때문에
손상을 입을 가능성이 크다. 이 운동에서 손상을 피하기 위해서는 슬개골이 앞쪽 발의
발가락보다 앞으로 나가지 않도록 해야 한다.
주: 대퇴골이 특히 긴 일부 주자인 경우에 슬개골이 발가락보다 앞으로 나가지 않도록
하는 것이 어렵다. 거울 앞에서 이 운동을 연습하고, 자세가 정확한데도 무릎이 여전히
발가락보다 앞으로 나간다면 어쩔 수 없다.

달리기 포커스

비슷한 운동인 스쿼트처럼 런지는 중심부, 햄스트링과 대퇴사두근의
근력을 발달시키나, 적절한 자세를 터득하기가 어렵다. 무게를 늘리기에
앞서 적절한 자세를 익히는 것이 중요하다. 덤벨 대신 바벨을
사용할 수도 있으나, 바벨을 어깨에 올려놓는 손의 자세는 주자에게
부자연스럽다. 덤벨을 들고 손을 아래에 두는 것이 주자에게는 대체로 더
편안하다.

이 운동은 두 번째 단계, 즉 근력(역치) 훈련 단계에 가장 적합하다.
기능적이면서도 덤벨의 무게를 늘리면 근력을 현저히 발달시킬 수 있다.

응용운동 롱 스텝 런지
Lunge With Long Step

보폭을 보통보다 더 길게 가져가면 앞으로 내민 다리의 중둔근과 대둔근
이 더 강화되며, 뒤쪽 다리의 장요근과 대퇴직근이 스트레칭 된다.

머신 인클라인 레그 프레스
Machine Incline Leg Press

[대퇴사두근 강화]

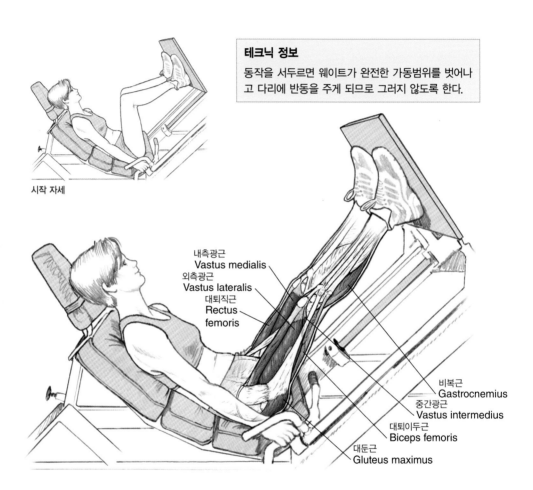

테크닉 정보

동작을 서두르면 웨이트가 완전한 가동범위를 벗어나고 다리에 반동을 주게 되므로 그러지 않도록 한다.

시작 자세

내측광근
Vastus medialis

외측광근
Vastus lateralis

대퇴직근
Rectus
femoris

비복근
Gastrocnemius

중간광근
Vastus intermedius

대퇴이두근
Biceps femoris

대둔근
Gluteus maximus

운동 방법

1. 발판 아래에 양발을 어깨너비보다 더 좁게 벌려 올려놓고 앉는다. 등과 머리를 등받이 패드에 밀착시킨다. 안전장치(safety catch)가 걸려 있어야 한다. 다리가 웨이트를 지지할 준비를 갖추게 한 다음, 안전장치를 바깥쪽으로 젖혀 다리에 웨이트가 가해지도록 한다. 숨을 들이쉰다.

2. 엉덩이, 둔부와 대퇴부에 집중하면서 양 무릎을 신전시켜 다리를 유연하게 완전히 뻗는다.

3. 서서히 무릎을 굴곡시켜 시작 자세로 되돌아가면서 웨이트가 천천히 원래의 위치로 돌아가도록 한다.

관련근육

주동근육: 대퇴사두근(대퇴직근, 외측/내측/중간광근), 대둔근

이차근육: 비복근, 대퇴이두근

⚠ **안전수칙:** 이 운동은 머신에 의존하기 때문에 더 무거운 웨이트를 사용할 수 있으나, 적절한 자세가 나올 때까지는 무게를 지나치게 늘리지 않도록 유의해야 한다.

달리기 포커스

이는 안전한 운동으로, 머신을 이용하므로 비교적 무거운 웨이트를 사용할 수 있기 때문에 대퇴사두근과 둔근의 근력을 신속하게 강화할 수 있다. 안정근(복근과 내전근)을 집중적으로 동원하는 대신, 이 운동은 대퇴사두근과 둔근을 구분 훈련시켜 대퇴부의 양쪽을 모두 강화함으로써 근육 불균형과 손상 가능성의 방지에 도움이 된다.

발판에서 발의 위치를 바꾸면 영향을 받는 근육군도 변화한다. 둔근을 더 많이 동원하려면 발을 발판의 맨 위에 둔다.

큰 근육군에 역점을 두기 때문에 이 운동은 주자에게 폭발적인 파워를 길러준다. 그러므로 이 운동은 5000m와 같이 보다 짧은 장거리 종목이나 단거리 또는 중거리 종목에 대비해 훈련하는 주자에게 최적이다. 이 운동은 기능적으로 특이적인 운동이 아니라 일반적인 근력 운동이기 때문에 모든 주자가 기초 훈련 단계에서 사용하기에 적합하다.

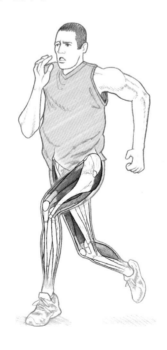

벤트레그 굿모닝
Bent-Leg Good Morning

[햄스트링 강화]

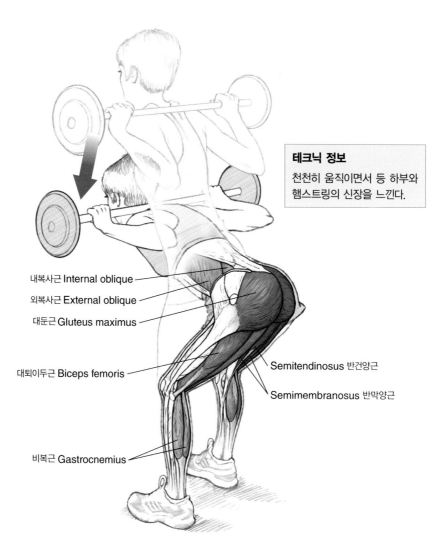

테크닉 정보
천천히 움직이면서 등 하부와
햄스트링의 신장을 느낀다.

내복사근 Internal oblique

외복사근 External oblique

대둔근 Gluteus maximus

대퇴이두근 Biceps femoris

비복근 Gastrocnemius

Semitendinosus 반건양근

Semimembranosus 반막양근

운동 방법

1. 적절한 자세로 서서 양발을 어깨너비로 벌리고 가벼운 무게의 바벨을 어깨에 올려놓는다.

2. 엉덩이를 구부려 몸통을 내리면서 다리를 구부린다. 등은 단일 평면으로 내려 요추(등 하부) 만곡을 유지해야 한다. 동작 중에 둔부는 바깥쪽으로 내밀린다. 아래로 움직이는 동안 숨을 들이쉰다.

3. 골반의 회전에 초점을 두면서 몸통을 올려 선 자세로 되돌아간다.

관련근육

주동근육: 햄스트링(반건양근, 반막양근, 대퇴이두근), 대둔근
이차근육: 비복근, 내/외복사근

달리기 포커스

많은 장거리 주자가 훈련으로 거리가 누적될수록 등 하부의
만성 긴장을 호소한다. 사실 발뒤꿈치 접지의 충격과
함께 유연성의 부족으로 인해 많은 주자가 훈련을 중단하고
심지어 또 다른 운동 종목을 찾는다. 어떻게 이러한 문제를 완화할
수 있을까? 벤트레그 굿모닝과 같은 적절한 운동이 도움이 될 수
있다. 이 책에 소개된 대부분의 운동처럼 벤트레그 굿모닝도 하기가
간단한 운동이고 여러 면으로 유익하다. 햄스트링과 둔근을
강화하는 외에, 특히 이 운동은 이들 근육을 스트레칭 시켜 등
하부와 골반 부위의 근육과 뼈 사이의 결합조직을 이완시키는
데 도움이 된다. 이러한 운동 사슬은 무릎에도 영향을 주는데,
등 하부가 보다 유연하면 햄스트링을 덜 당기고 이는 다시
슬개골이 정상적인 경로로 움직이도록 하기 때문이다.

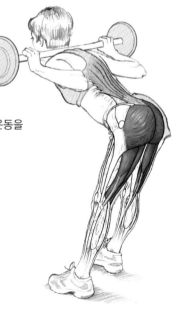

응용운동	스트레이트 레그 굿모닝

Straight-Leg Good Morning

굿모닝 운동은 다리를 편 자세로 해도 된다. 그러나 햄스
트링이 만성적으로 긴장되어 있는 주자는 다리를 구부려
운동을 해야 하는데, 이러한 자세가 햄스트링의 유연성을
길러주기 때문이다. 일단 유연성이 더 커지면, 다리를 펴는 응용운동을
포함시켜도 좋다.

덤벨 루마니아 데드리프트
Dumbbell Romanian Deadlift

[햄스트링 강화]

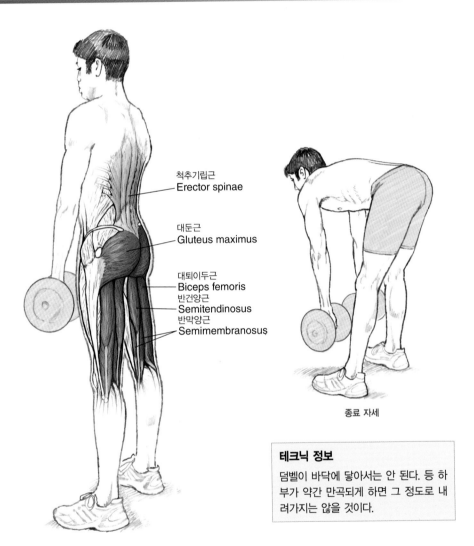

척추기립근
Erector spinae

대둔근
Gluteus maximus

대퇴이두근
Biceps femoris
반건양근
Semitendinosus
반막양근
Semimembranosus

종료 자세

테크닉 정보
덤벨이 바닥에 닿아서는 안 된다. 등 하부가 약간 만곡되게 하면 그 정도로 내려가지는 않을 것이다.

운동 방법

1. 양발을 약간 벌리고 무릎을 살짝 구부린 채 서서 양손을 아래로 뻗어 오버핸드 그립으로 덤벨을 든다. 등 하부가 약간 자연스러운 만곡을 이루게 한다.

2. 서서히 엉덩이를 구부려 등을 단일 평면으로 내리되 등의 자연스러운 만곡을 유지한다. 엉덩이를 구부리면서 덤벨은 대퇴사두근과 무릎을 스쳐지나가듯 한다.

3. 최대한 덤벨을 내린 후 똑바로 선 자세로 되돌아간다.

관련근육

주동근육: 햄스트링(반건양근, 반막양근, 대퇴이두근), 대둔근

이차근육: 척추기립근(장늑근, 최장근, 극근)

달리기 포커스

강도 높은 이 운동은 대퇴부, 특히 햄스트링과 둔근을 강조한다. 이는 달릴 때 작용하는 방식대로 근육을 단련시키므로 매우 기능적인 운동이다. 앞서 지적하였듯이 대퇴사두근군과 햄스트링군 간 균형의 유지는 보행주기에서 신전과 추진에 핵심적인 요인이다. 대퇴부 뒤쪽의 스트레칭과 강화를 돕는 덤벨 루마니아 데드리프트와 같은 운동을 하면 거의 부상을 방지할 수 있어 중단 없는 훈련이 가능하다. 아울러 비교적 강도 높은 이와 같은 운동을 하면 햄스트링의 속근섬유(fast-twitch muscle fiber)를 가장 잘 단련시켜 속도가 빠른 달리기에서 요구되는 부하에 대비할 수 있다.

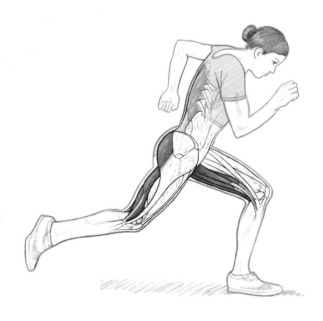

스쿼트
Squat

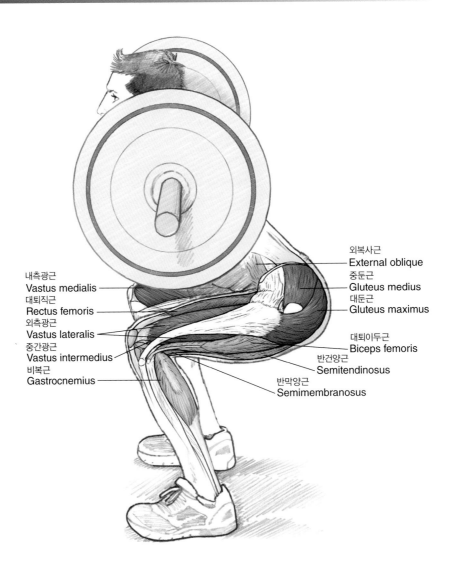

내측광근
Vastus medialis

대퇴직근
Rectus femoris

외측광근
Vastus lateralis

중간광근
Vastus intermedius

비복근
Gastrocnemius

외복사근
External oblique

중둔근
Gluteus medius

대둔근
Gluteus maximus

대퇴이두근
Biceps femoris

반건양근
Semitendinosus

반막양근
Semimembranosus

운동 방법

1. 스쿼트 거치대(squat rack)를 이용하며, 바벨 밑으로 들어가 바벨이 경추가 아니라 삼각근과 승모근 위에 놓이도록 맞춘다. 양발은 어깨너비로 벌리고 발끝을 약간 바깥쪽으로 향하게 해야 한다.

2. 숨을 들이쉬어 가슴을 확장시킨다. 등 하부의 자연스러운 만곡을 유지하면서 몸을 쭉 펴고 바벨을 거치대에서 들어 올린다.

3. 몇 걸음 뒤로 물러나 양발의 위치를 적절히 재조정하고 등 하부의 자연스러운 만곡을 다시 찾아 적절한 자세를 잡는다.
4. 머리 높이 위의 지점을 주시하면서 엉덩이를 앞으로 구부려 스쿼트 동작을 시작한다. 이러면 엉덩이 뒤쪽이 내려간다. 대퇴부가 바닥과 평행하면 숨을 내쉬면서 다리를 펴서 처음 자세로 되돌아간다.

관련근육

주동근육: 대퇴사두근(대퇴직근, 외측/내측/중간광근), 대/중/소둔근

이차근육: 햄스트링(반건양근, 반막양근, 대퇴이두근), 외복사근, 비복근

달리기 포커스

스쿼트는 주로 대퇴사두근 운동이나, 안정성을 요구하기 때문에 이 운동은 중심부, 햄스트링과 하퇴부 근육의 강화에도 도움이 된다. 무거운 웨이트를 사용해도 되지만 꼭 그럴 필요는 없다. 스쿼트는 덤벨 루마니아 데드리프트 또는 굿모닝 운동과 함께 실시해야 다리 앞쪽과 뒤쪽 간의 균형을 잡는 데 도움이 된다.

머신 인클라인 레그 프레스처럼 스쿼트도 큰 근육군을 강조하기 때문에 폭발적인 파워를 길러준다. 그러므로 이 운동은 5000m와 같이 보다 짧은 장거리 종목이나 단거리 또는 중거리 종목에 대비해 훈련하는 주자에게 최적이다. 이 운동은 기능적으로 특정적인 운동이 아니라 일반적인 근력 운동이기 때문에 일반적으로 장거리 주자의 기초 훈련 단계에서 강조된다. 그러나 스쿼트는 훈련 진행의 모든 단계에서 모든 주자(단거리 및 장거리 주자)에게 도움이 될 수 있다.

응용운동 덤벨 싱글레그 스쿼트
Single-Leg Squat With Dumbbells

이 응용운동은 내측 대퇴에 있는 내전근의 발달에 도움이 된다. 벤치 앞쪽으로 60~90㎝ 정도 떨어져 서서 양손에 덤벨을 든다. 한쪽 발등을 (운동화 끈 쪽이 아래로 향하게 해서) 뒤에 있는 벤치 위에 올린다. 앞쪽 다리의 무릎이 90도로 구부러지고 뒤쪽 다리의 무릎이 지면에 거의 닿을 때까지 몸을 내린다. 앞쪽 다리의 대퇴사두근을 사용해 몸을 다시 밀어 올린다. 한쪽 다리로 12회 반복의 한 세트를 한 후 다리를 교대한다. 덤벨의 무게는 무거울 필요가 없다. 사실 적절한 자세가 잡힐 때까지 무게를 늘려서는 안 된다.

프로거
Frogger

[대퇴사두근 강화]

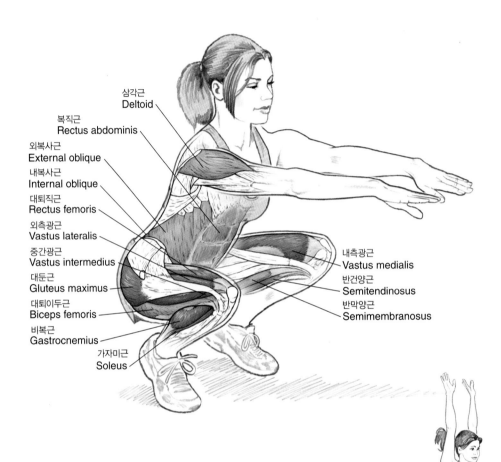

삼각근
Deltoid

복직근
Rectus abdominis

외복사근
External oblique

내복사근
Internal oblique

대퇴직근
Rectus femoris

외측광근
Vastus lateralis

중간광근
Vastus intermedius

대둔근
Gluteus maximus

대퇴이두근
Biceps femoris

비복근
Gastrocnemius

가자미근
Soleus

내측광근
Vastus medialis

반건양근
Semitendinosus

반막양근
Semimembranosus

공중 자세

운동 방법

1. 양발을 약간 벌리고 대퇴부를 지면과 수평이 되게 한 채 완전한 스쿼트 자세를 취한다. 등 하부는 살짝 아치를 그리도록 하고, 머리는 중앙에 두며, 턱은 약간 든다. 양팔은 몸의 앞쪽으로 뻗는다.

2. 양팔을 뒤로 가져가면서 숨을 깊이 들이쉰 다음 재빨리 앞으로 올림으로써 탄력을 일으켜 다리가 60도 각도의 완전한 스쿼트 자세에서 폭발적으로 펴지도록 돕고 양팔을 머리 위로 뻗는다. 점프의 정점에 이르자마자 착지할 준비를 한다. 착지한 즉시 운동을 시작할 때와 동일한 자세(완전한 스쿼트)로 몸을 내린다.

3. 움직이면서 몸이 약간 앞으로 나아갈 것이므로, 수직면과 수평면에서 모두 근력을 강조한다.

4. 적절한 스쿼트 자세를 다시 잡자마자 점프를 반복한다.

관련근육

주동근육: 대퇴사두근(대퇴직근, 외측/내측/중간광근), 대둔근, 비복근, 가자미근

이차근육: 햄스트링(반건양근, 반막양근, 대퇴이두근), 삼각근, 복직근, 내/외복사근

달리기 포커스

프로거는 추진력 운동으로 운동선수가 대퇴사두근, 햄스트링과 둔근을 동원해 시작 자세에서 폭발적으로 움직이도록 요구한다. 이 운동은 단거리 주자에게 유용하며(스타팅 블록에서 출발할 때), 아울러 관련 근육을 강화해 에너지 소모를 감소시킴으로써 모든 플라이오메트릭 운동처럼 장거리 주자가 달리기의 경제성을 증가시키도록 도울 수 있다.

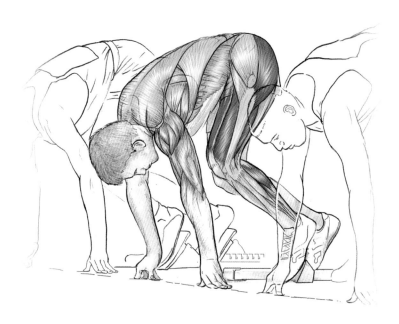

박스 스텝업
Box Step-Up

[대퇴사두근 강화]

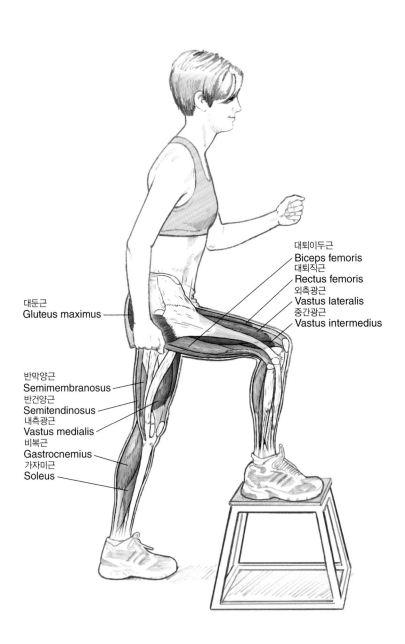

대둔근
Gluteus maximus

대퇴이두근
Biceps femoris
대퇴직근
Rectus femoris
외측광근
Vastus lateralis
중간광근
Vastus intermedius

반막양근
Semimembranosus
반건양근
Semitendinosus
내측광근
Vastus medialis
비복근
Gastrocnemius
가자미근
Soleus

운동 방법

1. 플라이오메트릭 박스 또는 웨이트 벤치를 향해 적절한 자세로 선다. 박스 또는 벤치는 무릎 높이보다 더 높지 않아야 한다.
2. 한쪽 다리의 대퇴사두근을 동원해 그쪽 발을 지면에서 들어 올리고 무릎을 90도 각도로 구부린 채 발을 박스 또는 벤치 위에 올려놓는다. 동일한 방식으로 다른 쪽 다리로 올라가 박스 또는 벤치 위에 선다.
3. 올라갈 때 한 동작을 역으로 밟아 즉시 내려간다. 이러한 패턴을 따라 첫째 세트를 완료한 다음 둘째 세트에서는 앞쪽 발을 바꾼다.

관련근육

주동근육: 대퇴사두근(대퇴직근, 외측/내측/중간광근), 대둔근
이차근육: 햄스트링(반건양근, 반막양근, 대퇴이두근), 비복근, 가자미근

달리기 포커스

박스 스텝업은 제1장에서 소개한 A 동작과 비슷하지만 충격이 거의 없고 현저히 더 오래 수행할 수 있다. 이 운동은 반복 횟수 대신 분 단위로 측정할 수 있다. 예를 들어 운동을 느린 스텝업으로 1분씩 2회 실시한 후, 빠른 스텝업으로 1분씩 2회 시행한 다음, 다시 느린 스텝업으로 1분씩 2회 실시할 수 있다. 스텝업의 속도, 단의 높이, 또는 시간 간격을 변화시키면 운동을 다양화할 수 있다. 이 운동은 부담 없는 듯하지만, 5분간만 오르내려도 둔근과 대퇴사두근이 상당히 화끈거릴 정도가 된다.

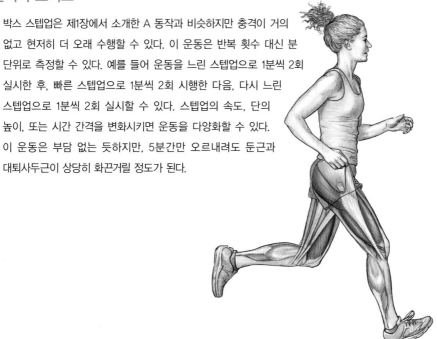

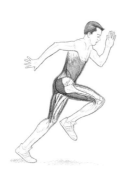

즐거움을 위한 달리기는 인간에서 골반의 진화를 결정하는 데 큰 역할을 하지 못했다. 골반을 형성하는 뼈들은 주로 발육 중인 태아를 보호하기 위한 구조물로 존재한다. 물론 남성에서는 그럴 필요가 없으므로 골반이 더 협소하다. 그러나 남녀 모두에서 골반을 기반으로 다리가 신체의 나머지 부위와 결합하고 골반을 토대로 다리가 보행에 적응하도록 진화했다.

골반은 장골(ilium), 좌골(ischium)과 치골(pubis) 각 한 쌍씩 6개의 주요 뼈로 이루어져 있다(그림 6-1a). 이들 뼈는 구분할 수 없을 정도로 서로 견고하게 이어져 있지만, 장골은 후방으로 천장관절(sacroiliac joint)을 통해 척추에서 가장 아래에 있는 천골(sacrum)을 만난다. 이 관절에서는 상당한 움직임이 일어날 수 있는데, 대표적인 예가 출산할 때이다. 이때는 호르몬의 영향으로 인해 이 관절을 결합시키는 인대가 현저히 이완되어 관절이 아탈구(subluxation), 즉 부분적 탈구를 일으킬 수도 있을 정도이다. 그러므로 출산 후 너무 빨리 달리기에 나서는 여성 주자에게

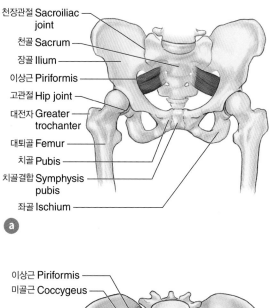

천장관절 Sacroiliac joint
천골 Sacrum
장골 Ilium
이상근 Piriformis
고관절 Hip joint
대전자 Greater trochanter
대퇴골 Femur
치골 Pubis
치골결합 Symphysis pubis
좌골 Ischium

a

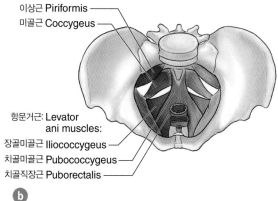

이상근 Piriformis
미골근 Coccygeus

항문거근: Levator ani muscles:
장골미골근 Iliococcygeus
치골미골근 Pubococcygeus
치골직장근 Puborectalis

b

그림 6-1. 골반 뼈와 근육: (a) 뼈 구조물. (b) 골반저 근육(pelvic floor muscles).

는 상당한 불안정과 그에 따른 만성 통증 및 골반 불안정이 생길 수도 있다. 천골 위에는 5개의 요추가 있어 골격구조 전체의 안정화에 중요한 역할을 한다.

천장관절 외에, 치골결합(symphysis pubis)이 복부의 가장 아래 지점에서 양쪽 치골을 연결한다. 이는 비교적 견고한 섬유 결합으로 다리와 몸통 사이에서 중심축을 형성한다. 치골결합은 최대의 힘을 받는(그에 따라 취약한) 지점이기에 미끄러지거나 넘어지면 손상될 수 있다. 혹은 만성적인 과다훈련으로 인해서도 손상을 입기 쉽다.

장골의 측면에는 움푹 파인 부분이 있어 볼−소켓관절(ball−and−socket joint)인 고관절을 형성한다. 대퇴골의 둥근 머리 부분인 대퇴골두(femoral head)가 볼이고 우묵한 골반 뼈인 비구(acetabulum)가 소켓이다. 고관절은 최대의 안정성을 유지하면서도 최대의 가동범위가 가능한 모양으로 진화되었다. (어깨관절도 비슷하지만 더 얕아 부하를 받으면 탈구를 일으킬 가능성이 훨씬 더 높다.) 고관절의 소켓은 주위 근육 및 건의 밀도와 탄성이 미치는 영향에 따라 고관절의 움직임을 제한한다.

골반을 위에서 보면 타원형 시계 모양이며, 천장관절은 서로 꽤 가까워 11시와 1시 방향에, 고관절은 4시와 8시 방향에, 치골결합은 6시 방향에 위치한다. 이 관절들 중 하나가 움직이면 또 다른 관절이 위치를 변화시켜 보상해야 한다. 이러한 관계는 달리기에서 중요한데, 보행주기 중 골반이 좌우로 움직이고 비틀리면 골반 내와 주위의 모든 구조물에 영향을 미치기 때문이다.

골반의 기저부를 형성하는 근육은 항문거근(levator ani)이다(그림 6−1b). 말 그대로 항문거근은 항문을 들어 올리며, 골반 내의 기타 모든 장기를 받쳐 골반 출구로 내려앉지 않도록 한다. 이 근육도 기타 여느 근육처럼 훈련과 강화를 요하며, 약하면 중증도가 다양한 실금(incontinence)을 일으킬 수 있다. 달리기는 복강 내압을 증가시키기 때문에 항문거근의 약화는 원치 않는 신체 증상을 일으킬 수도 있다.

기타 골반 근육들은 중심축으로 작용하는 고관절을 토대로 다리를 안정시키고 움직이는 이중 기능을 수행한다. 여기서 안정성은 비교적 늘여지지는 않지만 움직임의 폭을 넓게 해주는 일부 큰 인대의 도움을 받는다. 장요근(iliopsoas)은 요추 전면과 장골 내측에서 기시한 다음 골반을 지나가면서 내부 장기에 부드러운 벽을 형성해주고 고관절 아래 대퇴골의 내측에서 정지한다. 장요근은 강한 고관절 굴근으로 대퇴부를 복부 쪽으로 당겨 올린다. 요추 전면의 장요근에 대해 척추기립근(erector spinae)은 반대로 작용해 척추를 외부에서 안정화한다.

둔부의 대부분은 둔근(glutei)으로 형성된다. 둔근은 장골의 뒤 외측을 따라 45도 각도로 비스듬히 내려가는 3층의 근육을 말한다. 바깥층에 있는 대둔근(gluteus maximus)이 수축하면 고관절을 신전시키고 외회전시킨다. 이 근육은 대퇴근막장근(tensor fasciae latae)처럼 대퇴부의 외측을 따라 계속 내려간다(제5장 참조). 대둔근 밑에 있는 중둔근과 소둔근은 대퇴골 상부의 대전자(greater trochanter)에서 정지한다. 이들 근육은 고관절의 외전을 일으킨다.

중둔근과 나란히 놓여 있는 근육인 이상근(piriformis)은 고관절을 안정화하고 외전시키며 외전을 보조한다. 요통이 있는 주자는 아마도 이상근 증후군(piriformis syndrome)을 겪을 수도 있으며, 이는 이상근이 좌골신경(sciatic nerve)에 가까워 이 신경을 자극하는 데 기인할 가능성이 있다.

햄스트링은 반건양근, 반막양근과 대퇴이두근으로 이루어진다. 이들 근육은 주로 좌골결절(ischial tuberosity)에서 기시하며 대퇴부의 뒤쪽을 따라 내려가고 슬관절의 후방을 지나가서 이 관절의 굴근으로 작용한다(하지에 대해서는 제5장에서 더 자세히 논의되어 있다). 대퇴부에서는 고관절을 신전시키는 기능을 한다. 대/장/단내전근(adductor magnus, longus, and brevis) 등 3개의 내전근과 박근(gracilis)은 치골의 다양한 면에서 기시해 대각선으로 내려가 대퇴골 내측의 여러 면에서 정지하며, 모두 대퇴부를 당겨 모으는 내전을 일으킨다. 대퇴직근(rectus femoris)과 기타 대퇴사두근은 수축하면 슬관절을 신전시키며, 대퇴직근은 고관절의 위로도 지나가므로 고관절을 굴곡시킨다.

근육들은 뚜렷이 구별되는 실체일 수도 있으나, 흔히 서로 붙어 있어 해부해도

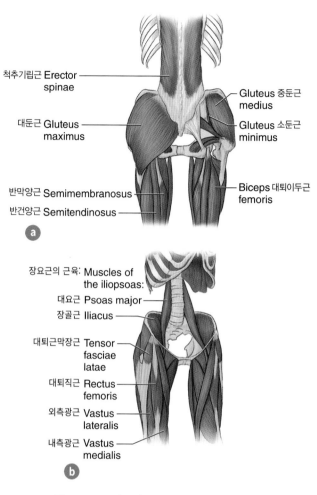

척추기립근 Erector spinae

Gluteus 중둔근 medius

대둔근 Gluteus maximus

Gluteus 소둔근 minimus

반막양근 Semimembranosus

반건양근 Semitendinosus

Biceps 대퇴이두근 femoris

a

장요근의 근육: Muscles of the iliopsoas:

대요근 Psoas major

장골근 Iliacus

대퇴근막장근 Tensor fasciae latae

대퇴직근 Rectus femoris

외측광근 Vastus lateralis

내측광근 Vastus medialis

b

그림 6-2. 중심부(core) 하부와 대퇴부: (a) 뒤. (b) 앞.

분리하기가 어려울 수 있다. 달리기 동작은 반복적이기 때문에 근육들은 기능이 약간만 달라도 서로 대항해 부정적인 마찰력을 생성할 수도 있다. 이러한 경우에 점액으로 차 있는 작은 낭인 '점액낭(bursa)'이 염증을 일으켜 아플 수도 있는데, 가장 큰 것이 대전자 위에 있는 대전자 점액낭(trochanteric bursa)이다. 점액낭 염은 특히 훈련의 질 또는 양에 변화를 준 경우에 발생할 수도 있다.

골반과 그 인근 장기로 되돌아가 보면, 복부(흉부와 달리)에는 이 부위를 안정화하는 골격구조가 없다. 요추는 수직 높이를 유지하나, 안정화에 대한 책임은 복강 장기의 몫이고 이들 장기는 이들을 둘러싸는 원형 근육 벽에 역압(반대 압력)을 가한다.

이와 같은 벽을 형성하는 복직근(rectus abdominis)은 흉곽의 바닥에서 중앙으로 내려가 치골결합과 치골까지 뻗어 있다(그림 6-3). 이 벽의 외측에는 대각선으로 놓여 있는 외복사근과 내복사근 그리고 횡으로 가로지르는 복횡근이 있다. 이들 근육은 몸통을 측면 굴곡 및 회전시키고, 요추와 하부 흉추를 앞으로 굴곡시키며, 복부를 압박하는 등 3가지 기능을 수행한다. 달릴 때 이러한 근육들은 골반이 좌우로 움직일 뿐만 아니라 주변 신체 부위에 비해 비틀리거나 오르내림에 따라 교대로 신장되고 단축된다. 또한 이들 근육은 횡격막 및 늑골과 함께 작용해 빠른 속도의 호흡을 보조하며, 이는 주자가 숨을 헐떡이게 될 경우에 특히 뚜렷하다. 아울러 이들 근육은 이상과 같은 역할을 동시에 수행해야 할 수도 있으며, 근육 훈련이 잘되어 있으면 그러한 수행이 향상된다.

반면 등 하부 근육과 요추는 달리기에서 능동적으로 작용하기보다는 안정화하는 능력으로 기여한다. 우선 이들은 똑바로 세운 자세를 유지해야 하는데, 다만 언덕에서는 주자에게 작용하는 중력에 대응하기 위해 상체를 뒤나 앞으로 기울여야 한다. 아울러 중심부를 둘러싸는 근육은 회전, 코너에서 몸을 기울이는 동작과 대각선으로 경사진 지면에서 측면으로 움직이는 동작을 가능하게 해야 하며, 이러한 근육은 안정성을 유지하면서 그렇게 하기 위해 필요에 따라 수축하고 신장한다. 물론 이와 같은 복잡한 움직임들은 달리기 중 다리가 움직이고 폐가 호흡하며 복강 장기가 섭취한 수분과 영양분을 수용하기 위해 이동하면서 발생하는 기타 모든 자세 변동과 공존한다. 내재적인 근력, 특히 요추를 둘러싸는 근

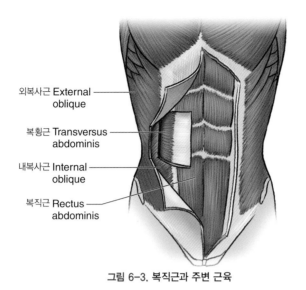

외복사근 External oblique

복횡근 Transversus abdominis

내복사근 Internal oblique

복직근 Rectus abdominis

그림 6-3. 복직근과 주변 근육

육의 근력은 모든 주자가 필수로 여겨야 하는데, 이러한 근력이 약하면 그 약화가 기타 부위로 확산되기 쉽기 때문이다.

골반 경사

의류 패션처럼 달리기 관련 부상도 유행을 타는 듯하다. 현재 둔근 불활성화와 골반 후방 또는 전방 회전으로 인한 부상이 러닝 포럼에서 그리고 러닝 클리닉의 부상 세션에서 자주 논의되는 주제이다. 보다 일반적으로 말하자면, 대부분의 달리기 관련 부상이 오로지 부적절한 족부 생체역학으로 인해 일어난다고 주장하는 옛 패러다임은 둔근, 골반과 고관절에 관한 논의로 대치되어 있다.

많은 달리기 전문가에 따르면, 대부분의 문제는 둔근(특히 대둔근과 중둔근)의 약화로 인해 발생한다. 일단 둔근의 기능이 저하되면, 기타 근육(대퇴사두근 그리고 대요근과 장골근으로 이루어지는 고관절 굴근인 장요근)이 동원되어 골반 부위를 안정화한다. 이렇게 장요근이 강조되는 상황이 골반의 전방 경사를 초래하는 주범으로 볼 수 있다. 왜냐하면 이와 같은 골반의 전방 경사는 달리기(특히 반복적인 고관절 굴곡)로 인한 과사용에 기인해 장요근이 기능적으로 단축되어(긴장되어) 일어나기 때문이다. 반면 골반의 후방 경사는 장요근의 약화로 인해 발생하며, 이러한 경우에 고관절 굴곡에서 같은 주동근육(primary mover)인 대퇴직근과 이차근육(secondary mover)인 대퇴근막장근 등이 보상해야 한다.

옳지 않은 골반 경사는 골반과 무관한 듯한 부상을 초래할 수 있다. 예를 들어 한 이론에 의하면 골반의 기능장애는 슬개대퇴 증후군(patellofemoral syndrome)을 일으킬 수 있다고 한다. 이 이론을 따르면 햄스트링이 과다 동원되고 신장되며, 이에 따라 슬관절낭과 전방 인대에 비정상적인 부하가 가해지므로, 그 결과 그 근원에서 45㎝ 떨어져 있는 관절에서 통증을 유발한다는 것이다.

한 가지 보다 흔한 호소증상은 요추-골반-엉덩이 복합체(lumbo-pelvic-hip complex)의 불안정화로 인한 중심부의 통증 또는 불편이다. 본질적으로 이 경우에 고관절은 의도된 대로 기능하지 못하는데, 운동 사슬(kinetic chain)의 근육이 약화되거나 기능이 저하되어 달리기에 동원되는 근육들 중 이차근육에 의한 보상 움직임이 일어날 수밖에 없다. 이렇게 주동근육이 활성화되지 않으면 이차근육이 자신의 역할을 완전히 가동해야 하는데, 이 근육은 일차근육으로는 최적화되어 있지 않다. 기능장애를 보이는 움직임 패턴이 지속되면 과사용으로 인한 부상을 초래한다.

골반 경사 이상은 후방 사슬 근육(특히 둔근과 햄스트링)을 강화하는 운동을 수행함으로써 간단히 그리고 논리적으로 해결할 수 있다. 이 장에 소개된 예로는 브리지와 레그 킥, 슬라이딩 레그 컬 등이 있다. 그러나 후방 사슬 운동은 분명히 적절한 달리기 자세에, 그에 따라 경기력에 도움이 될 수 있지만 어느 운동 불균형이든 그렇듯이 지나치게 강조하면 문제를 초래할 수 있다. 예로 고관절 굴근 긴장, 골반저 기능장애 등이 있다. 골반저 기능장애는 보통 임신과 관련이 있지만 출산한 적이 없는 여성 주자에서도 일어날 수 있다. 강한 근육을 가지고 있다는 단순한 사실은 그 근육이 잘 기능하고 있다는 것을 의미하지는 않는다. 적절한 달리기 자세를 이루기 위해서는 큰 전방 주동근육(복근)과 후방 주동근육(둔근) 간의 균형을 강조해야 한다.

필라테스

필라테스는 신체 근력, 유연성 및 자세를 향상시키고 집중력을 증진시키도록 고안된 운동 방법이다. 필라테스는 집중(concentration), 중심(centering), 조절(control), 호흡(breathing), 정확성(precision), 흐름(flow) 등의 6가지 핵심 개념을 강조한다. 운동은 매트 위에서나 혹은 창시자인 조셉 필라테스가 구상한 리포머 기구 위에서 수행할 수 있다.

주자를 위한 필라테스
나이 든 주자들에 비해 젊은 주자들은 근력이 더 강하고 보다 유연하며 자세와 흐름이 더 나은(보다 자연스러운 달리기 리듬을 가지는) 경향이 있다. 반면 나이 든 주자들은 젊은 주자들보다 집중 기술, 호흡 패턴과 정확성이 더 좋은 경향이 있다. 그러므로 필라테스는 잠재적으로 모든 주자에게 유익한 듯하다. 정확히 어떻게 그럴까? 필라테스의 6가지 핵심 개념이란 측면에서 이 질문을 생각해보자.
　필라테스는 수행자에게 작은 움직임에 집중함으로써 집중을 활용하도록 요구한다. 경주 또는 달리기 운동에서 그러한 집중은 주자가 지금 이 순간에 온전히 존재하게 하기 때문에 매우 유용하다.

또한 필라테스는 중심, 즉 모든 움직임이 파워하우스(powerhouse, 중심부: 늑골 하부와 치골 사이에 위치하는 부위)로부터 나오게 하는 것을 강조한다. 필라테스 세션에서 각각의 운동은 표적 근육, 즉 골반저근(항문거근과 미골근), 중앙 중심부 근육(복사근, 복직근, 요방형근과 복횡근), 그리고 대둔근을 단련시킨다. 이러한 근육들은 달리기 중 중심부의 안정화에 필수적이다.

필라테스의 조절 측면은 집중 및 중심 개념과 모두 맞물려 있다. 중심부의 중앙에 있는 해부구조의 매우 특정한 부위로부터 유래하는 작고 특정한 움직임에 집중하면, 모든 주자는 역동적인 달리기 움직임을 하는 동안 자신의 신체를 조절하는 법을 배울 수 있다. 궁극적인 목표는 중심부를 원통형 모양으로 그리고 발(허리가 아니라)에서부터 시작하는 중심부 라인을 약간 전방으로 기우는 각도로 유지하는 것이다.

또한 필라테스 수련에서 확립된 호흡 패턴이 주자에게 도움이 된다. 완전한 들숨을 강조함으로써, 달리기와 필라테스는 모두 신선한 산소를 폐로(그리고 거기로부터 순환계로) 효율적으로 들여오고 날숨을 통해 이산화탄소를 처리하는 것에 초점을 둔다.

필라테스 움직임에서 정확성은 집중, 중심과 조절(3C)의 결합에서 온다. 달리기에서 각각의 단계도 마찬가지이다. 주자가 보행주기를 통해 움직이면서 각각의 움직임은 기계적이 아니라 정확해야 한다. 이렇게 접근하면 주자는 필라테스에서 개발된 마지막 개념인 흐름을 이룰 수 있다.

전통적 및 현대적 필라테스

전통적 필라테스는 조셉 필라테스가 고안한 구체적인 지침과 순서를 따르며, 그의 제자와 추종자들이 그러한 전통적 방법을 현재의 지도자들에게 전수했다. 전통적 필라테스는 매트와 리포머 수업용이 모두 있다.

현대적 필라테스 수행은 물리치료와 생체역학 연구에서 채용한 현재의 아이디어를 포함시킨다는 의미에서 전통적 필라테스와 다르다. 움직임은 여전히 조셉 필라테스의 지도에 기초하지만 신체와 현대 세계의 스트레스(예로 컴퓨터 모니터 앞에서 몸을 구부린 채 앉아 있는 데 기인하는 나쁜 자세)에 대한 현재나 현대의 이해를 반영하기 위해 업데이트 되었다. 또한 현대적 필라테스는 골반 중립(등 하부에서 약간의 자연스러운 아치)을 권유 하는 반면 전통적 필라테스는 파워하우스의 후방 경사를 가르친다.

이와 같은 필라테스의 두 학파는 주자를 포함해 대부분의 수강생에게 유익하다. 현대적 필라테스란 용어는 필라테스와 비슷한 움직임이면 무엇이든 포함시켜 사용할 수 있으며, 이는 창시자가 의도한 바와 일치하거나 일치하지 않을 수도 있다는 점에 유의한다. 어느 학파이든 핵심이 되는 질문은 그 움직임이 수강생이 목표를 성취하도록 도와주는가이다.

구체적인 훈련 지침

특별한 기구를 사용하지 않고 자신의 체중만 이용하는 중심부 운동인 경우에는 많이 반복하면서 여러 세트 실시할 수 있다. 이와 같은 체중부하 운동은 모두 천 천히 절제해 수행해야 한다. 추가 저항이 없으므로 체중을 움직이는 것보다는 완 벽한 움직임을 이루는 것에 더 강조점을 두어야 한다.

많이 반복하는 것은 장거리 주자에게 유익한 근지구력을 기르는 데 아주 좋은 방법이다. 그러나 파워에 필요한 근력을 기르려면 보다 무거운 저항을 이용해야만 한다. 따라서 어느 무게의 웨이트를 사용하고(해당하는 경우) 얼마나 반복할지의 선택은 운동의 목표 그리고 더 큰 의미에서는 주자의 경기력 목표에 달려 있다.

중심부 운동은 훈련 진행의 모든 단계에서 수행해야 한다. 이들 운동은 대부분 체중부하 운동이므로 주 당 3~4번 실시하도록 권장한다.

백 익스텐션 프레스업
Back Extension Press-Up

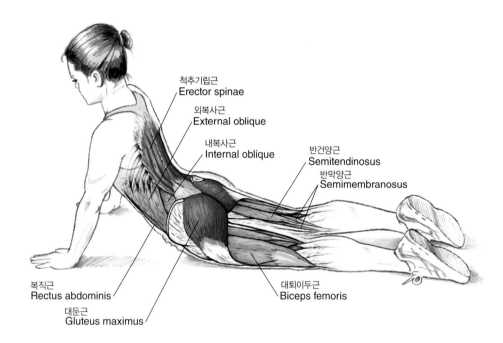

척추기립근
Erector spinae

외복사근
External oblique

내복사근
Internal oblique

반건양근
Semitendinosus

반막양근
Semimembranosus

복직근
Rectus abdominis

대둔근
Gluteus maximus

대퇴이두근
Biceps femoris

운동 방법

1. 바닥에 엎드려 누워 양팔을 구부려 푸시업 자세로 두고 다리를 쭉 뻗는다. 몸은 견고하게 일직선으로 유지한다.

2. 몸통이 지면에서 떨어질 때까지만 양팔을 밀어 올린다. 이 자세를 10~15초 동안 유지하면서 완전히 호흡한다.

3. 팔꿈치를 구부려 양팔을 내리고 원래의 자세로 되돌아간다.

관련근육

주동근육: 척추기립근(장늑근, 최장근, 극근), 대둔근

이차근육: 햄스트링(반건양근, 반막양근, 대퇴이두근), 복직근, 내/외복사근

달리기 포커스

이 운동은 매우 단순한 운동으로 푸시업과 혼동하지 않도록 한다. 이 운동은 척추기립근의 근육과 건의 강화에 도움이 되는데, 이 근육은 복직근에 대해 길항근으로 작용한다. 또한 이 운동은 천추와 요추의 지지 구조물을 강화하고 스트레칭 시켜, 골반이 적절히 회전하고 비틀리도록 도우며 너무 많은 복근 강화 운동을 해서 복부 근육과 등 하부 근육 간에 불균형이 초래되었을 경우에 골반의 전방 경사를 완화한다.

불행히도 중심부 운동(코어 운동)을 강조하다 보면 때로 복부 근육만 강조하고 등 하부와 둔부의 근육은 소홀히 하게 된다. 둔부가 약하고 등 하부가 지지하지 않으면 햄스트링은 적절하게 강화되었다고 하더라도 충분한 근력을 생성하지 못할 수도 있다. 본질적으로, 가장 강한 근육은 운동 사슬(kinetic chain)에서 가장 약한 연결고리(근육)가 허용하는 만큼만 강할 수밖에 없다.

적절한 골반 움직임은 보행주기에서 중요하다. 복부 근육과 등 하부 근육 간의 불균형으로 인해 골반이 잘못 정렬되어 있으면 심흉 지구력이 좋아도 달리기 경기력을 저해하는 부상을 일으킬 수 있다.

브리지와 레그 킥
Bridge With Leg Kick

[등 하부와 둔부]

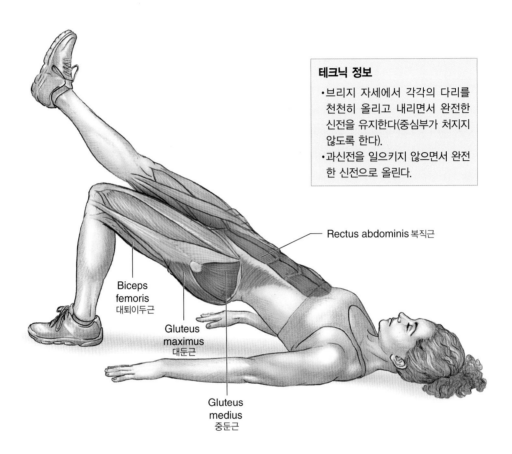

테크닉 정보
• 브리지 자세에서 각각의 다리를 천천히 올리고 내리면서 완전한 신전을 유지한다(중심부가 처지지 않도록 한다).
• 과신전을 일으키지 않으면서 완전한 신전으로 올린다.

Rectus abdominis 복직근

Biceps femoris
대퇴이두근

Gluteus maximus
대둔근

Gluteus medius
중둔근

운동 방법

1. 바로 누워 양 무릎을 구부린다.
2. 엉덩이를 공중으로 가능한 한 높이 들어 올리며, 동시에 둔근을 조이고 견갑골을 바닥에 댄 상태를 유지한다.
3. 일단 브리지 자세를 취하였으면, 한쪽 하퇴부를 곧장 뻗어 내어 5초 동안 유지한다.
4. 다리를 내린 다음, 반대쪽 다리로 킥을 해서 유지한다.

관련근육

주동근육: 대/중/소둔근, 복직근, 복횡근

이차근육: 햄스트링(반건양근, 반막양근, 대퇴이두근)

달리기 포커스

이 장의 서두에서 언급하였듯이 둔근이 약한(또는 둔근의 '활성화'
패턴에 문제가 있는) 주자인 경우에 기타 근육이 둔근의
역할을 떠맡아야 한다. 이상적으로는 장거리 주자조차도
둔근이(대퇴사두근이 아니라) 하체 근력의 파워하우스
기능을 해야 한다. 그러나 이 운동은 체중만 이용하므로 주로
근육의 활성화를 길러준다. 다시 말해 근력 발달은 이차적이므로,
근력 발달에 초점을 두는 스쿼트 운동(제5장)으로 브리지를
보완할 수 있다.

응용운동 웨이트 브리지와 레그 킥
Weighted Bridge With Leg Kick

양쪽 다리를 구부리고 덤벨을 각각의 넓적다리
상부 앞쪽(엉덩이 전방)에 얹은 채 브리
지 자세를 취한다. 덤벨이 저항을 증
가시키는 가운데 앞의 운동과 동일한
방식으로 운동한다.

슬라이딩 레그 컬
Sliding Leg Curl

[등 하부와 둔부]

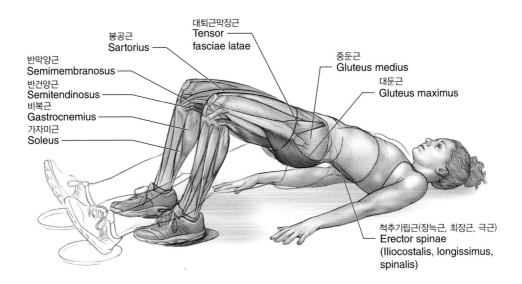

봉공근
Sartorius

대퇴근막장근
Tensor
fasciae latae

중둔근
Gluteus medius

반막양근
Semimembranosus

대둔근
Gluteus maximus

반건양근
Semitendinosus

비복근
Gastrocnemius

가자미근
Soleus

척추기립근(장늑근, 최장근, 극근)
Erector spinae
(Iliocostalis, longissimus,
spinalis)

운동 방법

1. 매끈한 바닥에 바로 누워 무릎을 세운다. 각각의 발을 밀리는 플라스틱 디스크 위에 얹은 채 양발을 어깨너비보다 약간 더 좁게 벌린다.

2. 몸을 가능한 한 높이 브리지 자세로 올려 목에서 무릎까지 단일 면이 되도록 한다.

3. 디스크 위의 발을 바닥을 따라 밀어 다리를 완전히 뻗음으로써 몸을 바로 누운 자세로 내린다.

4. 다리를 완전히 뻗은 즉시 밀리는 디스크 위의 발을 당기면서 엉덩이를 다시 원래의 브리지 자세로 올린다.

관련근육

주동근육: 햄스트링(반건양근, 반막양근, 대퇴이두근), 대둔근, 척추기립근(장늑근, 최장근, 극근)

이차근육: 장/대내전근, 중/소둔근, 대퇴근막장근, 봉공근, 이상근, 가자미근, 비복근

⚠ **안전수칙:** 어깨와 머리를 바닥에 댄 상태를 유지한다.

달리기 포커스

슬라이딩 레그 컬은 후방 사슬 운동으로 무릎과 고관절 굴곡을 모두 강조한다(반면 햄스트링 컬은 무릎 굴곡만 대상으로 한다). 이 운동은 덜 기능적인 다른 햄스트링 운동보다 선호되는데, 중심부 안정성도 요하기 때문이다. 궁극적으로 취하는 자세는 완전한 신전으로, 달리기에서 사용되는 체위를 반영한다.

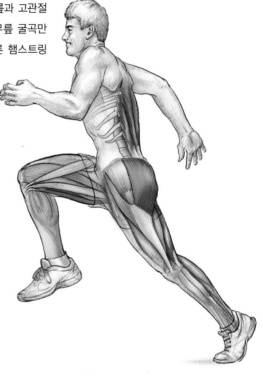

럼바 하이퍼익스텐션과
올터네이팅 암 앤 레그 레이즈 [등 하부와 둔부]
Lumbar Hyperextension With Alternating Arm and Leg Raises

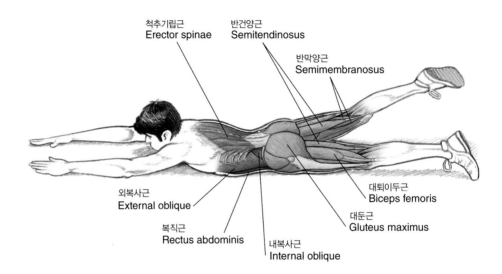

척추기립근
Erector spinae

반건양근
Semitendinosus

반막양근
Semimembranosus

외복사근
External oblique

복직근
Rectus abdominis

내복사근
Internal oblique

대퇴이두근
Biceps femoris

대둔근
Gluteus maximus

테크닉 정보

• 이 운동은 로만 체어(Roman chair)라는 기구를 이용해 해도 되는데, 이 경우에는 중력이 더 큰 저항으로 작용한다. 로만 체어는 필요하다 해도 가용한 경우가 드물다. 그냥 이 운동을 바닥에서 해도 못지않게 효과적이다.

• 이 운동에서는 모든 움직임이 등 하부와 둔부의 근육으로 이루어져야 한다.

운동 방법

1. 바닥에 엎드려 누워 팔과 다리를 쭉 뻗는다. 몸은 견고하게 일직선으로 유지한다.

2. 왼쪽 팔과 오른쪽 다리를 올려 바닥에서 8~10㎝ 정도 떨어지게 한다. 이 자세를 10~15초 동안 유지하면서 완전히 호흡한다.

3. 왼쪽 팔과 오른쪽 다리를 내리고 오른쪽 팔과 왼쪽 다리를 동시에 올린다.

관련근육

주동근육: 척추기립근(장늑근, 최장근, 극근), 대둔근

이차근육: 햄스트링(반건양근, 반막양근, 대퇴이두근), 복직근, 내/외복사근

⚠ **안전수칙:** 이 운동은 등의 과신전을 요한다. 일반적으로 이는 문제가 되지 않으나, 만성 척추 통증 이나 디스크 문제가 있는 주자인 경우에는 프레스업이 더 안전하다.

달리기 포커스

요추 과신전은 여러 가지 방식으로 실시될 수 있으나, 이러한 운동의 목표는 모두 등 하부 및 둔부의 근육과 정도는 덜하지만 복근을 강화하고 스트레칭 시켜 달리기 보행주기에서 적절한 골반 경사를 제공하도록 돕는 것이다. 골반이 잘못 정렬되면 오정렬의 연쇄반응을 일으켜 달리기의 자세가 나빠지고 에너지가 낭비된다. 이를 막기 위해서는 등, 복부와 둔부의 근육이 조화롭게 작용해야 할 뿐만 아니라 서로 균형을 이루어 여전히 운동의 수행에 충분한 근력을 생성해야 한다. 이러한 역학은 달릴 때 중심부가 작용하는 방식과 아주 비슷하다. 골반은 회전하고 비틀리기 때문에, 중심부가 지형 변화, 코너와 헛디딤에 반응해 역학적으로 안정되어야 한다.

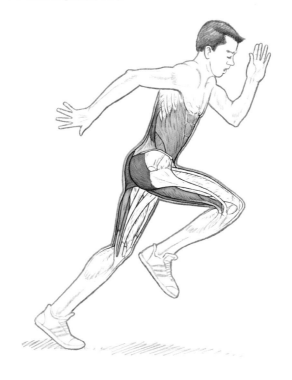

플랭크
Plank

테크닉 정보

등이 아치를 이루거나, 엉덩이를 처지게 하거나, 혹은 턱을 올리거나 내려서는 안 된다.

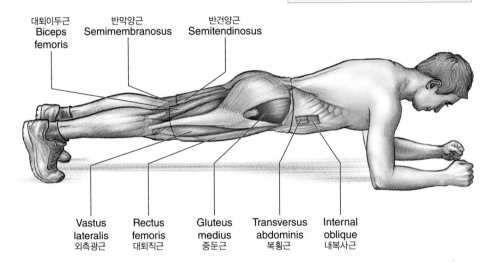

대퇴이두근
Biceps femoris

반막양근
Semimembranosus

반건양근
Semitendinosus

Vastus lateralis
외측광근

Rectus femoris
대퇴직근

Gluteus medius
중둔근

Transversus abdominis
복횡근

Internal oblique
내복사근

운동 방법

1. 푸시업 자세로 시작한다.

2. 체중이 손이 아니라 팔꿈치와 전완에 실릴 때까지 상체를 내린다.

3. 몸이 어깨에서 발목까지 단일 면을 형성해야 한다.

4. 복근을 수축시켜 중심부를 동원하고 배꼽을 척추 쪽으로 당긴다.

관련근육

주동근육: 복횡근, 중/소둔근, 내복사근

이차근육: 대퇴사두근(대퇴직근, 외측/내측/중간광근), 햄스트링(반건양근, 반막양근, 대퇴이두근)

달리기 포커스

플랭크는 등척성 운동으로, 근육 길이 또는 관절 각도의 변화를 요하지 않는다. 대신 단지 근육 수축을 유지함으로써, 보다 구체적으로는 중심부 근육이 어깨에서 발목까지 단일 면의 자세를 유지함으로써 근력이 길러진다. 중심부 근력은 주자들에게 끊임없이 칭송받아 왔으며, 그럴만한 이유가 있어서 그 중요성은 아무리 과장해도 지나치지 않다. 플랭크 운동의 수행에서 궁극적인 목표는 피로에도 불구하고 몸을 적절한 자세로 유지하는 것이다. 즉 발목으로부터 약간 전방으로 두고, 허리를 젖히지 않으며, 몸통을 원통형처럼 만든다.

응용운동 싱글레그 플랭크
Single-Leg Plank

싱글레그 플랭크는 전통적인 플랭크로 시작한다. 일단 플랭크 자세를 취하였으면, 한쪽 다리를 둔부, 등 및 머리와 동일한 면으로 서서히 올린다. 이러한 자세를 15~30초 동안 유지한다. 올린 다리를 내린 다음 반대쪽 다리로 반복한다. 이 응용운동은 바닥에 닿아 있는 발의 발가락에 상당한 압력을 가할 수 있다. 최적의 면을 찾으려면 중심부를 사용하여 체위를 조정해본다.

머신 힙 애브덕터
Machine Hip Abductor

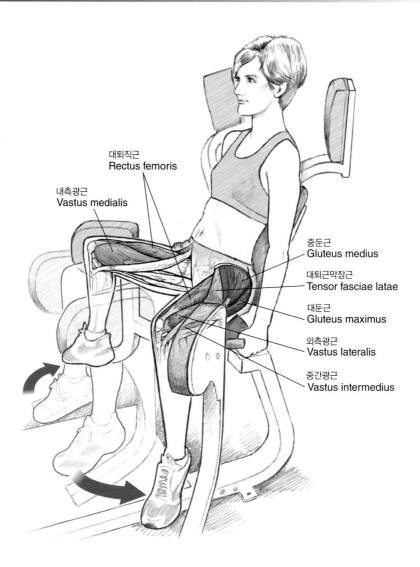

대퇴직근
Rectus femoris

내측광근
Vastus medialis

중둔근
Gluteus medius

대퇴근막장근
Tensor fasciae latae

대둔근
Gluteus maximus

외측광근
Vastus lateralis

중간광근
Vastus intermedius

테크닉 정보
- 동작은 내내 지속적인 힘을 기울여 유연해야 한다.
- 등받이가 보다 똑바로 세워질수록 중둔근을 더 강조하게 된다.
- 지나치게 신전시키지 않도록 한다. 고관절이 자연스럽게 허용하는 높이 이상으로 다리를 외측으로 올리면 안 된다. 둔근의 표적 근육만을 사용해 다리를 밀어 벌리는 데 집중한다.

운동 방법

1. 머신에 적절한 자세로 앉아 무릎 외측을 패드에 댄다.
2. 외전근(다리 외측)을 사용해 패드를 바깥쪽으로 민다. 완전한 가동범위에 이르는 것을 강조한다.
3. 웨이트에 저항하면서 서서히 원래의 자세로 되돌아간다.

관련근육

주동근육: 대/중둔근

이차근육: 대퇴근막장근, 대퇴사두근(대퇴직근, 외측/내측/중간광근)

달리기 포커스

외전근 운동은 내전근 운동과 같이할 수 있으며, 머신의 패드 위치만 바꾸면 된다. 그러나 외전근
운동은 둔부를 강조하므로 둔부 및 등 하부를 위한 운동과 더 잘 어울린다. 많은 주자, 특히
과소회내(underpronation, 발이 안쪽으로 덜 기울어지는 현상)를 보이는 주자들은 달리기 경력의 어느
시점에서 이상근 통증을 호소하게 된다. 그 위치로 인해 이상근은 스트레칭 시키기가 어렵다. 하지만
외전근 운동은 이상근과 연결된 중둔근을 스트레칭 시키고 강화함으로써 이상근 통증과 좌골신경통의
예방 및 치료에 도움이 된다.

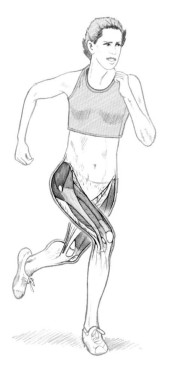

플로어 싯업
Floor Sit-Up

[복부와 골반]

테크닉 정보

싯업은 파트너가 발을 잡아 눌러주면 하기가 쉽다. 이렇게 하면 운동이 더 쉬워지고 반복 횟수를 늘릴 수 있다.

대퇴직근
Rectus femoris

내측광근
Vastus medialis

중간광근
Vastus intermedius

복직근
Rectus abdominis

외측광근
Vastus lateralis

대퇴근막장근
Tensor fasciae latae

외복사근
External oblique

운동 방법

1. 바로 누워 무릎을 세운 다음 발로 바닥을 누르고 양손을 머리 뒤에 살짝 대되 깍지 끼지는 않는다.

2. 골반을 바닥으로 내리 누르면서 한 번에 하나의 척추씩 등을 구부려 몸통을 올린다. 몸통은 45도까지만 올린다.

3. 숨을 들이쉬고 한 번에 하나의 척추씩 서서히 몸통을 바닥으로 내린다.

관련근육

주동근육: 장요근

이차근육: 복직근, 대퇴사두근(대퇴직근, 외측/내측/중간광근), 대퇴근막장근

138 CHAPTER 6

달리기 포커스

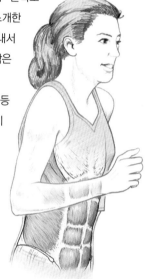

대퇴사두근과 햄스트링은 서로 균형을 잡아주며, 복부 근육과 등 하부 근육도 마찬가지이다. 근육 불균형과 잠재적인 손상을 피하기 위해서는 앞서 소개한 등 하부 근력 훈련을 한 후 복근 운동을 한다. 아울러 싯업은 속도를 내서 하기보다는 약간 빠르면서 유연하게 해야 한다. 반면 몸통을 내리는 동작은 복근의 작용에 주의를 기울이면서 천천히 해야 한다.

싯업에 의해 영향을 받는 주요 근육은 장요근으로, 이 근육은 다리와 등 하부(즉 하체와 상체)를 연결한다. 반면 등 하부를 바닥에서 들어 올리지 '않게' 되어 있는 크런치는 복부 근육만을 표적으로 한다(싯업의 실시에 의해 악화될 수 있는 요통을 앓는 주자에게 유익한 점이다). 대부분의 척추 전문가는 복근 운동으로 크런치를 선호하는데, 달리기에서 흔히 사용되는 근육인 장요근을 주동근육으로 동원하지 않기 때문이다.

골반의 적절한 움직임은 보행주기에 중요하다. 복부 근육과 등 하부 근육 간의 불균형으로 인해 골반이 잘못 정렬되어 있으면 심흉 지구력이 좋아도 달리기 경기력을 저해하는 부상을 일으킬 수 있다.

응용운동 크런치
Crunch

바로 누워 무릎을 세우고 양손을 가슴을 가로질러 두거나 머리 뒤에 살짝 댄다. 어깨를 골반 쪽으로 감아 움직임을 시작한다. 등 하부는 바닥에 댄 상태를 유지한다. 이 운동으로부터 온전한 효과를 보는 비결은 등 하부를 바닥에 붙인 상태를 유지하면서 몸통을 분절해 감아올리는 데 있다. 크런치는 복직근과 복사근을 단련시킨다.

응용운동 오블릭 트위스트
Oblique Twist

이는 싯업과 크런치의 간단한 응용운동으로 팔꿈치를 반대쪽 엉덩이에 대려 함으로써 복사근을 사용해 몸통을 비틀게 된다. 매회 반복에서 측면을 교대하거나 한쪽으로 12회 반복의 한 세트를 수행한 다음 반대쪽으로 해도 된다.

행잉 레그 레이즈
Hanging Leg Raise

[복부와 골반]

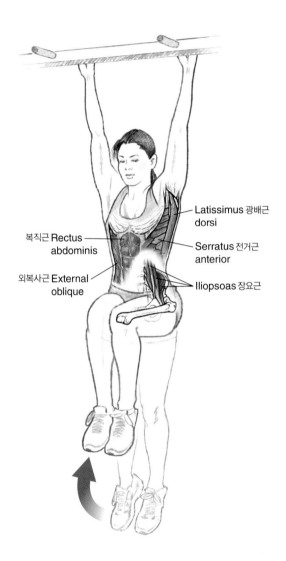

Latissimus 광배근
dorsi

복직근 Rectus
abdominis

Serratus 전거근
anterior

외복사근 External
oblique

Iliopsoas 장요근

운동 방법

1. 손바닥을 앞으로 향해 풀업 바에 매달린다. 중력이 척추에 가해지는 것을 느끼면서 신장되는 것을 강조한다.
2. 움직임을 제어해 무릎을 가슴 쪽으로 들어 올린다. 몸통이 흔들리지 않도록 한다.
3. 서서히 몸을 완전히 편 자세로 되돌린 다음 반복한다.

관련근육

주동근육: 복직근, 외복사근, 장요근

이차근육: 광배근, 전거근

⚠ **안전수칙:** 이 운동은 어깨에 많은 스트레스를 줄 수 있다. 어깨가 좋지 않으면 반복 횟수를 줄인다.

달리기 포커스

고관절 굴근, 특히 장요근은 장거리 달리기 또는 경주 도중 내내 동일한 지형을 달리는 코스에서 많이 피로해진다. 지형 변화가 거의 없는 코스에서 달리기는 특성상 반복적이기 때문에 악화되며, 작은 근육들이 빨리 피로해진다. 장요근과 기타 고관절 굴근의 강화를 통해 주자는 이러한 피로의 시작을 지연시킬 수 있다. 언덕 지형에서는 달리는 동안 내내 다리를 들어 올리는 동작이 많이 요구되므로 약한 근육들이 더 빨리 피로해져 확고한 발 디딤이 어렵다.

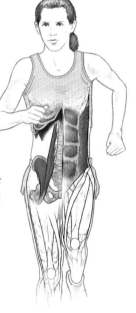

응용운동 트위스트 행잉 레그 레이즈
Hanging Leg Raise With Twist

일반적인 행잉 레그 레이즈는 외복사근과 내복사근에 영향을 미치나, 측면으로 비트는 동작을 추가하면 몸통의 회전과 측면 굴곡을 담당하는 이들 복근의 역할이 증가한다. 이 장의 서두에서 설명하였듯이 복사근은 몸통비틀기를 도와 지형에 따른 적응을 가능하게 하며, 또한 횡격막 및 늑골과 함께 작용해 호흡을 보조한다.

싱글레그 V업
Single-Leg V-Up

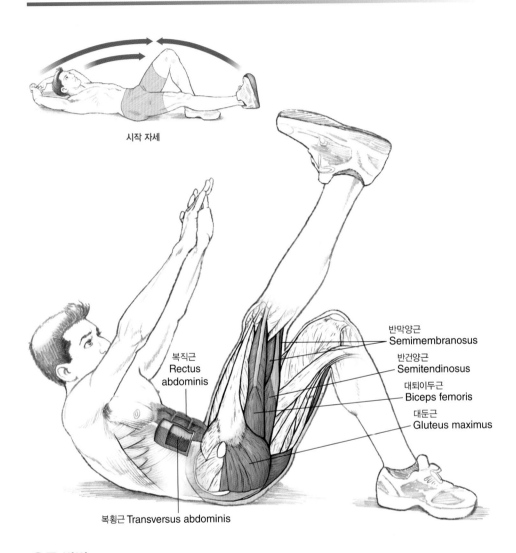

시작 자세

복직근
Rectus
abdominis

반막양근
Semimembranosus

반건양근
Semitendinosus

대퇴이두근
Biceps femoris

대둔근
Gluteus maximus

복횡근 Transversus abdominis

운동 방법

1. 등을 바닥에 평평하게 대고 누워 양손을 머리 뒤에 둔다. 한쪽 다리는 구부리고 다른 쪽은 바닥에서 15㎝ 정도 올린다.

2. 먼저 턱과 가슴을 움직이고 복근을 동원하여 싯업에서처럼 상체를 일으키되, 바닥에서 떨어트린 다리도 올려 꼭대기에서 손과 닿도록 한다.

3. 시작 자세로 되돌아간다. 다른 쪽 다리로 반복한다.

관련근육

주동근육: 복직근, 복횡근, 장요근

이차근육: 햄스트링(반건양근, 반막양근, 대퇴이두근), 대둔근

달리기 포커스

이 운동은 역동적이라 복근과 장요근이 빨리 피로해진다. 상체와 하체를 모두 움직이기 때문에 이장에서 소개한 다른 일부 운동보다 더 전신 운동이 되고 달리기 움직임과 보다 흡사하다. 이 운동과 다음에 소개하는 메디신 볼을 사용하는 응용운동을 충실히 하면 완전한 복근 운동이 될 수 있으며, 특히 근력 훈련 세션의 마지막 운동으로 실시할 경우에 그렇다.

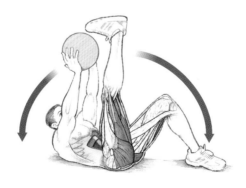

응용운동 메디신 볼 싱글레그 V업
Single-Leg V-Up With Medicine Ball

메디신 볼을 사용하면 무게가 추가되기 때문에 복근을 더 강하게 단련시킨다. 메디신 볼은 회전축으로 작용하는 복근에서 멀리 떨어져 들기 때문에 2kg 정도의 볼도 무겁게 느껴진다. 아울러 움직임이 추가된 무게와 조화를 이루어야 하므로 전진 동작으로 달리는 것만으로는 얻을 수 없는 기량인 근육 협동을 기르는 데 도움이 된다.

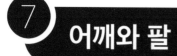
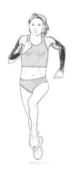

뉴질랜드의 머레이 할버그(Murray Halberg) 경은 이전의 스포츠 사고로 인해 한쪽 팔이 쇠약해져 있음에도 올림픽 5000m 달리기에서 우승했다. 심지어 양팔이 없는 사람들도 완벽하게 달리기를 할 수 있고 흔히 아주 잘 달린다.

그렇기는 하지만 양팔은 부드러운 달리기 동작에서 일반적으로 중요한 역할을 한다. 특히 각각의 팔은 주자의 균형을 도와줄 뿐만 아니라 반대쪽 다리가 지면에서 추진되어 떨어질 때 균형을 잡아주는 역할을 함으로써 전진 움직임을 돕기도 한다. 이러한 역학을 알아보기 위해 오른손과 오른쪽 다리를 동시에 내밀어보라. 부자연스럽다고 느껴지면 다행이고 최악의 경우에는 넘어질 수도 있다. 또 다른 예는 단거리 주자가 스타팅 블록에서 출발하는 모습이다. 첫 10여 걸음을 내딛는 동안에는 무릎을 높이 들어 올리는 움직임에 과장된 반대팔 동작이 동반된 후, 나머지 구간에서는 양팔을 계속해서 치며 나간다.

장거리 주자가 이런 식으로 양팔을 흔든다면 귀중한 에너지를 낭비하게 되는데,

그들의 달리기는 경제적인 노력을 우선시하기 때문이다. 그래서 장거리 주자는 양 팔을 꽤 느슨하게 내려서 대개 팔꿈치를 약 90도로 구부리고 양손을 손목관절에서 이완시킨 채 달린다. 반면 단거리 주자의 손가락은 매 걸음을 내디딜 때 쭉 뻗어 있고 긴장되어 있다. 따라서 달리기의 종목에 따라 팔을 움직이는 방식에 뚜렷한 차이가 있기는 하지만 팔은 성공적인 달리기에 중요한 역할을 한다.

팔이 몸통에 부착되는 지점인 어깨관절은 얕은 볼−소켓관절(ball-and-socket joint)로 최대 360도에 가까운 움직임을 가능하게 한다. 이러한 구조는 아주 효과적이지만, 가동성이 높은 관절은 불안정해지는 대가를 치르게 되어 쉽게 손상을 입을 수 있다. 이렇게 움직임이 수월하기 위해서는 어깨의 뼈 구조물을 붙드는 인대가 비교적 탄력적이어야 하므로, 어깨관절의 안정성은 이 관절을 제자리에 고정시키는 근육의 근력에 달려 있다.

여기서 뉴턴이 제시한 운동의 제3법칙을 떠올려보면 도움이 될 수도 있다. 모든 작용에는 같은 크기의 반작용이 있다. 이를 어깨에 적용해보면, 어떤 근육이 수축해 어깨를 한쪽 방향으로 당기면 하나 또는 그 이상의 기타 근육은 신장해 그러한 움직임이 일어나도록 한다는 것이다.

또 다른 핵심 요인은 근육 균형이다. 일반적으로 긴장도(tone)가 좋은 강한 근육은 그에 대항하는 근육이 약하고 미발달되어 있으면 관절 탈구를 일으키는 경향이 있다. 이는 어깨관절에 딱 들어맞는 말이다.

상완골(humerus)의 상단부에 있는 어깨관절의 볼(ball)은 얕은 관절와(glenoid fossa, 관절오목)에 위치하며, 이 관절와 자체는 상흉부의 후방을 둘러싸고 있는 날개 같은 견갑골(scapula)의 일부이다. 주자의 관점에서는 상완골두(humeral head)의 위치를 유지하는 근육(그림 7-1)을 알고 어느 근육을 강화하면 달리기 동작을 개선할 수 있는지를 이해하면 유익하다.

 다리가 큰 걸음을 내딛으며 움직이면 팔도 비슷하게 앞뒤로 크게 움직여야 다리 동작과 균형을 이룰 수 있다. 아울러 특히 단거리 달리기에서 팔과 어깨는 추진에 큰 역할을 한다. 경주에 지는 단거리 주자는 필드의 절반을 돌아 되돌아가는 동안 흔히 어깨가 긴장되어 있다. 팔이 지치고 어깨가 긴장되면 팔의 스윙이 경쾌하지 못하고 보폭이 짧아져 귀중한 에너지를 소모한다. 따라서 상지의 근력 훈련으로 길러지는 지구력은 성공과 평생 가는 실망을 가르는 몇 분의 1초의 차이를 낳을 수 있다. 이러한 이유로 이 장에 소개된 운동은 하지를 대상으로 하는 운동만큼 중요하다.

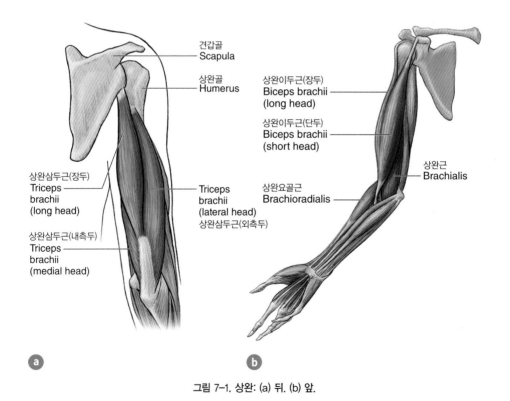

그림 7-1. 상완: (a) 뒤. (b) 앞.

어깨의 가장 바깥층을 형성하는 근육은 삼각형 모양의 삼각근(deltoid, 그림 7-2)이다. 이 근육은 쇄골(clavicle, 빗장뼈)과 견갑골 꼭대기 부분 및 후방 견갑극에서 기시해 어깨관절 전체를 덮고 상완골의 중간에서 정지한다. 삼각근이 수축하면 팔을 바깥쪽 측면으로 당겨 외전을 일으키며, 이는 중력에 대항하는 움직임이다. 삼각근의 밑에 있는 근육들은 대부분의 면에서 움직임이 일어날 수 있도록 복잡하게 배열되어 있다. 이러한 움직임은 주자에게 거의 중요하지 않은데, 팔을 앞뒤로 45도 이내로 움직이고 옆으로 최소한 움직여야 하기 때문이다. 그 결과 이들 근육은 신축적이기보다는 강해야 한다.

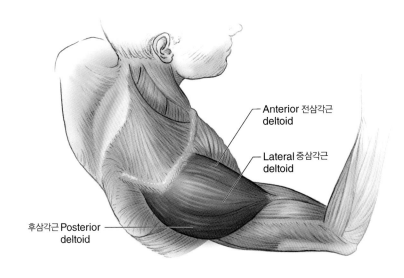

그림 7-2. 삼각근

복잡한 근육망이 팔을 어깨에 고정한다. 특히 극상근(supraspinatus)은 상완골두를 지지하는 반면, 극하근(infraspinatus), 견갑하근(subscapularis), 대원근(teres major)과 소원근(teres minor)은 서로 연결되어 어깨를 안정화한다(그림

7-3). 극상근, 극하근, 견갑하근과 소원근은 관절와에서 상완골을 회전시키고 어깨의 안정성에 중요한 회전근개(rotator cuff)를 형성한다.

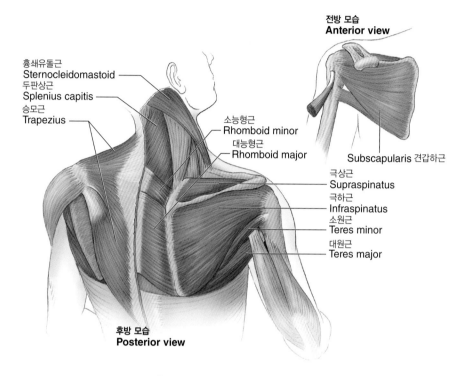

그림 7-3. 견갑골과 회전근개의 근육

어깨 아래로는 상완이두근(brachii biceps), 상완삼두근(brachii triceps)과 상완근(brachialis)이 위치한다. 이들 근육의 주요 기능은 차례로 팔꿈치관절의 굴곡, 신전과 굴곡이나, 일부 근섬유는 어깨 주위에 부착되어 있으므로 어깨관절의 안정성을 증진시킨다.

팔을 따라 계속 내려가는 전완의 신근과 굴근(그림 7-4)은 손목과 손가락을 움직이며, 굴근은 이들 관절을 안으로 구부리고 신근은 이들을 밖으로 편다. 또한 전완에는 회내근과 회외근이 있어 손목을 안쪽 및 바깥쪽으로 회전시킨다.

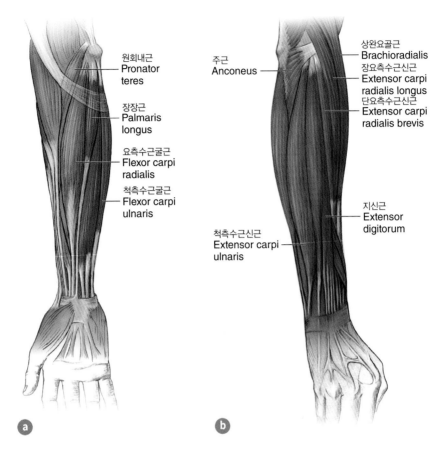

원회내근
Pronator
teres

장장근
Palmaris
longus

요측수근굴근
Flexor carpi
radialis

척측수근굴근
Flexor carpi
ulnaris

주근
Anconeus

상완요골근
Brachioradialis

장요측수근신근
Extensor carpi
radialis longus

단요측수근신근
Extensor carpi
radialis brevis

지신근
Extensor
digitorum

척측수근신근
Extensor carpi
ulnaris

ⓐ

ⓑ

그림 7-4. 전완: (a) 굴근. (b) 신근.

주자가 해부구조의 이러한 부위들을 자세히 알 필요는 없으나, 이들 부위에서 근력과 유연성이 필요하다. 특히 이와 같은 특성을 향상시키는 운동은 달리기 속도의 증가에 중요하다.

　게다가 신체의 어느 부위라도 약화되어 있으면 주자가 느려지므로, 특히 파워 스프린트의 경우에 팔은 다리와 대등한 지구력을 갖춰야 한다. 이 때문에 단거리 주자에서 상지의 근육질 몸매는 권투선수의 경우와 다르지 않다. 진화를 통해 사람은 달릴 때 팔을 사용해 먼저 몸의 안정화를 돕고 그런 다음 각각의 다리를 움직이면서 팔로 몸을 똑바로 세운 상태를 유지하게 되었다. 예를 들어 장거리 장애물 경주의 주자를 느린 동작 화면으로 살펴보면 각각의 도약, 비상 및 착지를 위해 팔이 몸의 준비를 돕는다는 점을 알게 된다. 강한 상지는 단거리 경주에서 완전한 파워의 생성에 도움이 될 뿐만 아니라 어깨의 이완을 돕기도 한다. 어깨가 긴장되면 주자는 느려질 수밖에 없다. 요컨대 팔의 움직임이 없는 단거리 주자는 진정한 속도의 성취가 매우 어렵다는 점을 알게 될 것이다.

마지막으로, 팔이 달리기 동작에 관여하지 않으면 다리는 완전한 효율성을 발휘하며 달릴 수 없다. 팔이 피로해지면 보폭(stride length)과 보수(보폭의 수, stride rate)가 모두 줄어 주자가 느려진다. 그 결과 다리가 강한 주자가 달리기의 결승선을 향해 속도를 올리고자 하지만 그러한 막판 전력 질주에 대비한 훈련이 되어 있지 않은 상지가 가속을 방해할 수 있다.

구체적인 훈련 지침

팔을 사용하는 운동이면 어느 것이든 팔을 강화하게 된다. 운동을 수행하면서 웨이트를 드는 단순한 행위조차 등척성(isometric) 근력 훈련의 한 유형이다. 대부분의 주자는 특정한 팔 운동을 한다 치면 상완이두근을 강조한다. 그러므로 이 장에서는 팔의 근력 균형을 돕기 위해 상완삼두근을 강조한다. 상완이두근 및 상완삼두근 운동은 모두 비교적 가벼운 저항으로 수행할 수 있다. 장거리 주자는 긴 달리기 또는 경주의 후반 단계에서 팔을 꾸준히 움직일 수 있어야 하고 팔을 사용해 급속한 파워의 생성을 도울 필요가 없으므로, 근지구력을 기르기 위해 팔 훈련에서 비교적 많이 반복하는(18~24회) 운동에 강조점을 두어야 한다. 반면 단거리 주자와 중거리 주자인 경우에는 보다 무거운 웨이트로 4~6회 반복하면 근력을 기르는 데 충분할 것이다.

상완이두근 운동을 수행할 때에는 등을 곧게 유지하고 웨이트를 들어 올리는 것을 도우려고 몸을 흔들어서는 안 된다. 부드럽게 감아올리는 동작을 방해하지 않는 무게의 웨이트를 선택하고 운동을 시작할 때에는 무거운 웨이트보다는 가벼운 웨이트를 고른다. 또한 어깨가 아니라 상완이두근을 강조하기 위해 팔꿈치를 몸 가까이 고정시킨 상태를 유지한다.

팔 운동의 예로 적절한 순서를 제시하면 다음과 같다: 내로우 그립 바벨 컬(narrow-grip barbell curl), 더블암 덤벨 킥백(double-arm dumbbell kickback)과 리버스 리스트 컬(reverse wrist curl).

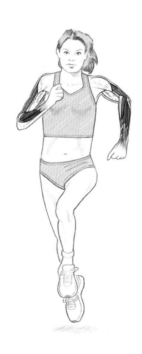

덤벨 올터네이팅 스탠딩 바이셉스 컬
Alternating Standing Biceps Curl With Dumbbells

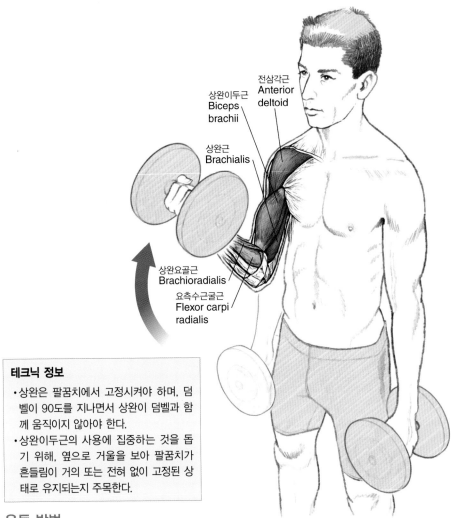

전삼각근
Anterior
deltoid

상완이두근
Biceps
brachii

상완근
Brachialis

상완요골근
Brachioradialis

요측수근굴근
Flexor carpi
radialis

테크닉 정보
- 상완은 팔꿈치에서 고정시켜야 하며, 덤벨이 90도를 지나면서 상완이 덤벨과 함께 움직이지 않아야 한다.
- 상완이두근의 사용에 집중하는 것을 돕기 위해, 옆으로 거울을 보아 팔꿈치가 흔들림이 거의 또는 전혀 없이 고정된 상태로 유지되는지 주목한다.

운동 방법
1. 양발을 어깨너비로 벌리고 무릎을 살짝 구부린 채 선다. 양팔을 어깨에서 아래로 똑바로 내리고 손바닥을 안쪽으로 향하게 한 채 양손에 덤벨을 든다.
2. 한 번의 부드러운 동작으로 한쪽 덤벨을 완전한 가동범위로 감아올린다. 손이 아니라 이두근을 사용하는 데 집중한다.
3. 느리고 유연한 움직임으로 덤벨을 내리고 덤벨을 시작 자세로 되돌리면서 신장을 느낀다. 다른 쪽 팔로 운동을 반복한다.

관련근육

주동근육: 상완이두근, 상완근, 전삼각근

이차근육: 상완요골근, 요측수근굴근

⚠️ **안전수칙:** 이 운동은 웨이트가 지나치게 무거우면 잘못될 수 있는 단순한 운동이다. 이상적인 웨이트는 각각의 반복 및 세트 도중 내내 저항을 제공할 정도로 무겁지만 너무 무거워 결국 자세가 나빠지지는 않을 만큼의 무게이다. 적절한 자세를 유지하려면, 등 상부 근육을 동원해 웨이트를 던지듯이 하면 안 된다. 상완이두근이 움직임을 지배해야 한다.

달리기 포커스

주자가 상완이두근의 근력을 길러야 할 필요가 있다고 하면 이상하게 들릴지도 모른다. 사실 대부분의 장거리 주자는 팔과 다리가 가늘어 여위어 보인다. 그러나 이는 그들의 상완이두근이 약하다는 의미가 아니다. 근력을 기르는 것은 근량을 증가시키는 것과 다르다. 상완이두근 운동은 근력 향상을 자극할 정도의 저항으로 하면(그리고 강도 높은 달리기 훈련 프로그램과 함께 비교적 많이 반복해서 하면) 근량의 증가 없이 기능적 근지구력을 향상시키게 된다. 이는 장거리 주자에게 중요한데, 그들에서 팔은 혹독한 훈련 또는 경주 세션에서 피로해지지 않은 채 좌우로 주자의 균형을 잡고 다리의 움직임에 대해 균형을 잡아주는 역할을 해야 하기 때문이다. 따라서 근지구력은 무엇보다 중요하며, 이 운동을 12~18회 반복으로 여러 세트 하면 이러한 종류의 근력을 기르는 데 도움이 될 수 있다.

응용운동 그립 너비가 다양한 바벨 컬
Barbell Curl With Variable-Width Grip

바벨 컬은 정상적인 어깨너비 그립, 좁은(narrow) 그립과 넓은(wide) 그립으로 할 수 있다. 좁은 그립은 기타 그립보다 상완이두근을 더 강조하는 반면, 넓은 그립은 전삼각근(어깨를 감싸는 큰 근육)을 동원한다. 이 3가지 그립은 모두 적절하며, 각각의 그립으로 한 세트씩 하는 식으로 이 운동을 하면 완전한 상완이두근 운동이 될 수 있다.

덤벨 올터네이팅 스탠딩 해머 컬
Alternating Standing Hammer Curl With Dumbbells

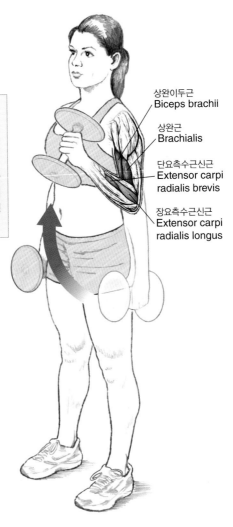

상완이두근
Biceps brachii

상완근
Brachialis

단요측수근신근
Extensor carpi
radialis brevis

장요측수근신근
Extensor carpi
radialis longus

테크닉 정보

• 상완은 팔꿈치에서 고정시켜야 하며, 덤벨이 90도를 지나면서 상완이 덤벨과 함께 움직이지 않아야 한다.
• 상완이두근의 사용에 집중하는 것을 돕기 위해, 옆으로 거울을 보아 팔꿈치가 흔들림이 거의 또는 전혀 없이 고정된 상태로 유지되는지 주목한다.

운동 방법

1. 양발을 어깨너비로 벌린 채 선다. 양팔을 어깨에서 아래로 똑바로 내리고 손바닥을 안쪽으로 향하게 한 채 양손에 덤벨을 든다.

2. 한 번의 부드러운 동작으로 한쪽 덤벨을 어깨에 닿을 때까지 완전한 가동범위로 감아올린다. 손이 아니라 이두근을 사용하는 데 집중한다.

3. 느리고 유연한 움직임으로 덤벨을 내리고 덤벨을 시작 자세로 되돌리면서 신장을 느낀다. 다른 쪽 팔로 운동을 반복한다.

관련근육

주동근육: 상완이두근, 상완근

이차근육: 상완삼두근, 단요측수근신근, 장요측수근신근

⚠️**안전수칙:** 웨이트를 던지듯이 하지 않도록 한다. 상완이두근을 수축시키는 데 집중해야 한다.

달리기 포커스

바이셉스 컬 운동과 비슷하게(손의 자세만이 다르다) 해머 컬은 상완이두근과 정도는 덜 하지만 상완근의 근력을 길러준다. 해머 컬은 근력 훈련 세션에서 상완이두근 운동 세트의 말미에 하므로 피로를 유발하는 운동이지만, 가동범위 전체에 걸쳐 저항이 가해지기 때문에 관절의 유연성도 촉진한다.

흔히 주자들은 지속시간이 비교적 짧지만 강도 높은 노력을 요하는 경주를 하는 중과 후에 상완이두근의 통증을 호소한다. 이는 팔을 움직이는 힘이 증가되어 상완 근육에 가해지는 부하가 더 커지기 때문이다. 상완이두근 운동을 통해 주자는 이러한 종류의 피로를 막고 트랙 운동에서 반복 및 세트 사이의 회복시간을 단축할 수 있다.

응용운동 시티드 더블암 해머 컬
Seated Double-Arm Hammer Curl

평평한 벤치의 가장자리에 앉아서 양발을 바닥에 평평하게 대고, 등을 똑바로 세우며, 양손에 덤벨을 들고 손바닥을 안쪽으로 향하게 한 채 양팔을 아래로 내린다. 양팔을 동시에 감아올려 해머 컬 동작을 한다. 이 운동은 양팔의 협동을 요하므로 양팔을 교대로 움직이는 경우보다 조금 더 빨리 피로를 유발할 수도 있다.

덤벨 라잉 트라이셉스 익스텐션
Dumbbell Lying Triceps Extension

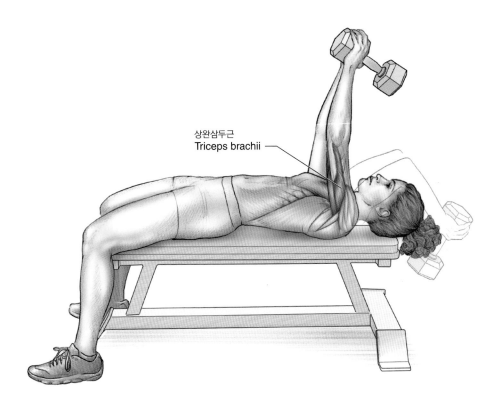

상완삼두근
Triceps brachii —

운동 방법

1. 평평한 벤치에 바로 누워 양발을 바닥에 댄다. 몸통은 안정되어야 하며, 양팔은 어깨너비로 벌려 팔꿈치를 머리 뒤쪽으로 90도 구부린다. 손바닥을 안쪽으로 향하게 한 채 양손으로 적절한 무게의 덤벨을 잡는다.
2. 전완을 완전히 신전시킨다.
3. 무게에 저항하면서 양팔을 원래의 위치로 천천히 내린다.

관련근육

주동근육: 상완삼두근

⚠ **안전수칙:** 보조자를 두어 덤벨을 양손에 쥐어주고 운동을 시작할 때까지 잡아주도록 한다. 보조자가 없을 경우에는 양팔을 편 자세에서 운동을 시작하고 덤벨을 내리는 동작을 첫 움직임으로 해야 한다.

달리기 포커스

이 장의 서두에서 강조하였듯이 팔은 달리는 동안 주자의 균형을 돕고 다리의 균형을 잡아주는 데 중요하다. 그러한 필요를 염두에 두어, 여기서 소개하는 상완삼두근 운동들은 추천된 상완이두근 운동들과 균형을 이루어 상완을 고루 발달시키고 강화하는 데 도움이 된다. 전완의 근육은 여기서 이차근육으로 동원된다. 이러한 운동들에서 움직임은 팔꿈치관절에서만 일어나고 상완삼두근의 동원에 의해 촉발된다.

응용운동 바벨 라잉 트라이셉스 익스텐션
Barbell Lying Triceps Extension

덤벨을 사용하는 대신 바벨을 이용해 동일한 운동을 한다. 운동을 같은 방식으로 하고 안전수칙도 동일하게 따른다.

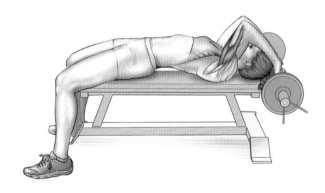

벤치 싱글암 덤벨 킥백
Single-Arm Dumbbell Kickback With Bench

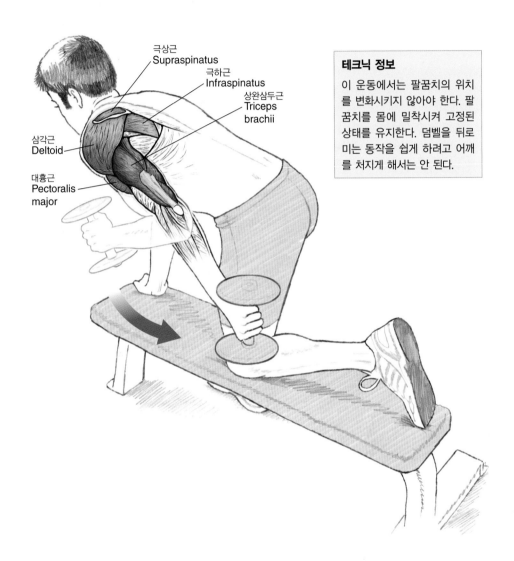

극상근
Supraspinatus

극하근
Infraspinatus

상완삼두근
Triceps
brachii

삼각근
Deltoid

대흉근
Pectoralis
major

테크닉 정보

이 운동에서는 팔꿈치의 위치를 변화시키지 않아야 한다. 팔꿈치를 몸에 밀착시켜 고정된 상태를 유지한다. 덤벨을 뒤로 미는 동작을 쉽게 하려고 어깨를 처지게 해서는 안 된다.

운동 방법

1. 평평한 벤치 위에 한쪽 발로 무릎을 꿇는다. 척추와 몸통을 머리와 일직선으로 유지한다. 덤벨을 들지 않은 손으로 벤치를 누르고 반대쪽 다리를 뻗어 발을 바닥에 대어 안정된 지지기반을 만든다. 덤벨을 든 팔은 손바닥을 안쪽으로 향하게 한 채 약 90도 각도로 구부린다.

2. 전완을 팔꿈치에서 뒤로 펴되, 상완삼두근을 사용하여 천천히 유연하게 움직이도록 한다. 팔꿈치는 몸통과 평행한 고정 자세로 유지하고 몸통보다 높아지지 않게 한다. 이 동작을 하는 동안 숨을 내쉰다.

3. 팔을 곧게 펴자마자 부드러운 저항을 주면서 덤벨을 앞으로 가져가 팔을 90도로 되돌린다. 이 동작을 하는 동안 숨을 들이쉰다.

관련근육

주동근육: 상완삼두근

이차근육: 극하근, 극상근, 삼각근, 대흉근

달리기 포커스

이는 주로 상완삼두근 운동이나, 어깨의 극하근과 극상근도 동원한다. 달리는 동안 팔의 스윙은 어깨에서 시작되기 때문에, 이 운동을 통해 상완삼두근과 어깨를 강화하면 에너지를 앗아가 좋은 경기력을 해치는 2가지 주범인 팔의 피로와 나쁜 자세를 방지하는 데 도움이 된다.

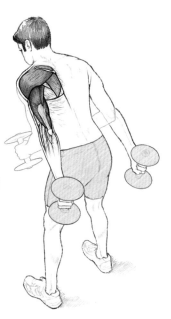

응용운동 더블암 덤벨 킥백
Double-Arm Dumbbell Kickback

이 양팔 응용운동은 벤치가 필요하지 않다. 양발을 어깨너비로 벌리고 선 자세에서 엉덩이를 구부려 몸통이 바닥과 평행에 가깝도록 한다. 양손에 덤벨을 들고 양팔을 아래로 내린다. 양팔을 동시에 움직여 킥백 운동을 한다. 이 운동은 벤치를 이용하는 싱글암 킥백과 동일한 근육을 사용하나, 몸을 안정화하기 위해 복부와 등 하부의 중심부 근육도 동원한다.

머신 리버스 푸시다운
Machine Reverse Push-Down

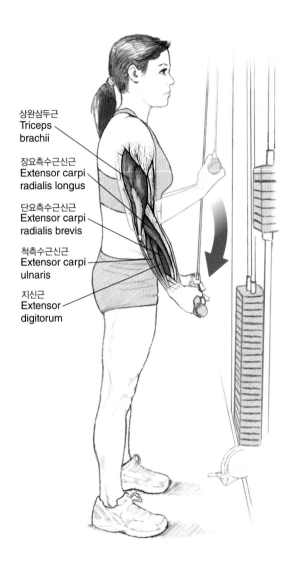

상완삼두근
Triceps
brachii

장요측수근신근
Extensor carpi
radialis longus

단요측수근신근
Extensor carpi
radialis brevis

척측수근신근
Extensor carpi
ulnaris

지신근
Extensor
digitorum

운동 방법

1. 양발을 어깨너비보다 더 좁게 벌린 채 선다. 케이블(머신에 부착된 풀리에 있는)에 달린 짧은 일자형 바를 언더핸드 그립으로(손바닥을 위로 향하게) 잡는다. 전완은 팔꿈치가 약 75도 각도를 이루도록 펴며, 팔꿈치는 운동 내내 몸의 양옆에 고정되어 있어야 한다.

2. 부드럽고 지속적인 동작으로 전완을 밀어내려 완전히 펴되, 팔꿈치가 원래의 위치에 고정되어 몸에 가까운 상태를 유지한다. 이 동작을 하는 동안 숨을 내쉰다.
3. 케이블의 당김에 저항하면서 서서히 그리고 부드럽게 웨이트를 원래의 위치로 되돌리도록 한다. 이 동작을 하는 동안 숨을 들이쉰다.

관련근육

주동근육: 상완삼두근, 장요측수근신근, 단요측수근신근, 척측수근신근, 지신근

달리기 포커스

리버스 푸시다운은 주로 상완삼두근을 단련시키나, 언더핸드 그립으로 인해 전완 근육도 단련시킨다. 이 운동은 상완삼두근이 주도하는 이전의 2개 익스텐션 및 킥백 운동으로부터 주로 전완 근육을 단련시키는 다음의 리스트 컬 운동으로 이행하는 단계에서 하기 좋은 운동이다. 이 운동에서는 상완삼두근과 전완의 신근이 빨리 피로해지는데, 보다 짧은 장거리 경주(5000~1만 미터)에서 폭발적인 속력을 내거나 막판 전력 질주를 하는 동안 다리를 추진하는 수단으로 팔을 사용할 때에도 마찬가지 현상이 일어난다.

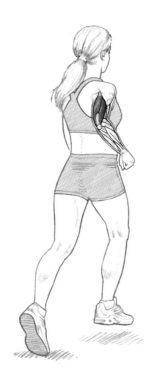

리스트 컬과 리버스 리스트 컬
Wrist Curl and Reverse Wrist Curl

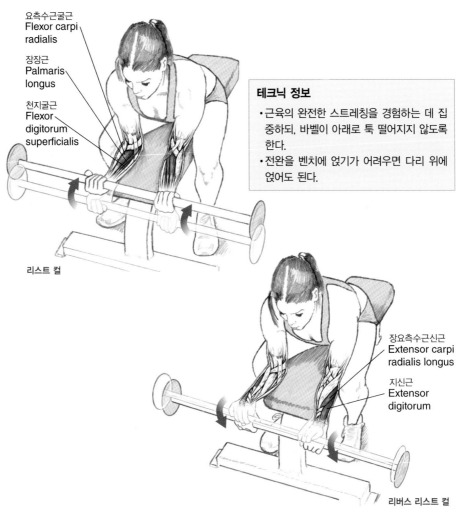

요측수근굴근
Flexor carpi
radialis

장장근
Palmaris
longus

천지굴근
Flexor
digitorum
superficialis

테크닉 정보
- 근육의 완전한 스트레칭을 경험하는 데 집중하되, 바벨이 아래로 툭 떨어지지 않도록 한다.
- 전완을 벤치에 얹기가 어려우면 다리 위에 얹어도 된다.

리스트 컬

장요측수근신근
Extensor carpi
radialis longus

지신근
Extensor
digitorum

리버스 리스트 컬

운동 방법 (리스트 컬)

1. 평평한 벤치에 앉아 상체를 앞으로 기울이고 전완을 벤치 위에 얹는다. 손과 손목은 벤치 밖으로 내밀어야 하고 손바닥은 위로 향해야 한다. 가벼운 무게의 바벨이 손바닥 위에 놓이게 하고 손가락으로 바를 가볍게 감싼다.
2. 전완과 손의 근육만 사용해 손을 올려 손목이 완전히 굴곡될 때까지 바벨을 올린다.
3. 바벨을 원래의 위치로 서서히 되돌리면서 바벨이 내려감에 따라 바벨에 저항한다.

운동 방법 (리버스 리스트 컬)

1. 평평한 벤치에 앉아 상체를 앞으로 기울이고 전완을 벤치 위에 얹는다. 손과 손목은 벤치 밖으로 내밀어야 하고 손바닥은 아래로 향해야 한다. 가벼운 무게의 바벨을 손바닥과 손가락으로 단단히 잡는다.
2. 전완과 손의 근육만 사용해 손을 올려 손목이 완전히 신전될 때까지 바벨을 올린다.
3. 바벨을 원래의 위치로 서서히 되돌리면서 바벨이 내려감에 따라 바벨에 저항한다.

관련근육

주동근육: 요측수근굴근, 장장근, 천지굴근, 장요측수근신근, 지신근

달리기 포커스

서서히 팔의 신근과 굴근을 근력 훈련 프로그램에 포함시킨 후 이들 근육을 강화하기 위해 리스트 컬과 리버스 리스트 컬 운동을 한다. 어떻게 이들 근육은 달리기에 기여할까? 4시간에 걸친 마라톤 과정에서 각각의 팔은 약 2만 2,000번 스윙하게 된다. 이러한 움직임은 어깨의 큰 근육에 의해 시작되지만, 상완과 전완도 팔의 움직임에 관여한다. 특히 각각의 전완은 상완에 대해 약 90도 각도를 유지해 반대쪽 다리의 동작에 대해 균형을 잡아준다.

팔을 2만 2,000번 스윙하고 4시간에 걸쳐 높이 들다 보면(중력에 대항해) 피로가 몰려오기 마련이며, 그 결과 생체역학적 조정의 연쇄반응이 일어나 자세가 나빠지고 에너지가 낭비된다. 팔의 근력을 기르는 운동을 통해 이러한 피로와 그에 따른 연쇄반응을 방지하지는 못하더라도 완화할 수는 있다. 그러면 에너지의 낭비가 줄어 경기력이 향상될 수 있다.

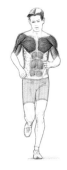

8 가슴과 등

CHEST
AND BACK

풀무(아코디언에서처럼)의 기능을 이해하는 사람이라면 누구나

가슴으로 잘 알려져 있는 흉부의 해부구조를 곧 파악할 것이다.

풀무(그리고 아코디언)는 공기의 흐름(그리고 음악 소리)을 생성하기 위해 압력을

가해 공기를 이동시키는 방식으로 발전되어 왔다. 인간의 흉부도 마찬가지이다.

가슴의 주요 골격구조(그림 8-1)
는 12개의 흉부 추골(vertebra)로
이루어져 있고 이들은 차곡차곡
쌓아올려져 있다. 이들 추골은 인
대와 기타 연조직에 의해 서로 맞
물려 있어 전후 방향의 움직임, 제
한된 측면 동작과 어느 정도 몸통
을 비트는 회전이 가능하도록 되
어 있다. 각각의 흉부 추골 측면에

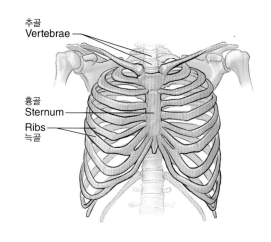

그림 8-1. 몸통의 골격 구조물: 늑골, 흉골과 추골.

가슴과 등 **167**

서 나오는 2개의 늑골은 호를 그리며 돌아 전방에서 만나 대다수의 늑골이 흉골 (sternum, 복장뼈)을 형성한다.

추골들의 외측 또는 후방은 척추를 따라 주행하는 척추기립근(erector spinae) 에 의해 지지된다. 그러나 각각의 늑골은 가늑골(false ribs, 흉골에 직접 부착 되어 있지 않은 하위 5개 늑골)을 포함해 바로 위 늑골에 매달려 있고 늑간근 (intercostal muscle)으로 결합되어 있어 블라인드와 흡사한 구조를 하고 있다. 그럼에도 추가로 구조적 지지를 받지 못한다면 늑골들은 불안정할 것이므로, 승 모근(trapezius), 광배근(latissimus dorsi), 능형근(rhomboid), 대/소원근(teres major and minor), 어깨 안정근(shoulder stabilizers)과 대/소흉근(pectoralis major and minor)이 늑골들이 서로 상대적 위치를 유지하는 데 도움을 준다(그 림 8-2). 이러한 돔(dome)의 바닥에는 거대한 횡격막(diaphragm)이 있는데, 횡 격막은 하부 늑골에 부착되어 있고 흉부의 바닥을 둘러싼다. 아울러 복부 근 육, 복직근(rectus abdominis), 외복사근(external oblique)과 전거근(serratus anterior)이 추가로 안정성을 제공한다.

달리기를 하면 앉아서 생활하는 경우보다 신체의 산소 요구량이 훨씬 더 크다. 이러한 요구를 충족시키기 위해 횡격막은 풀무와 비슷한 작용을 해 수축하여 공 기를 폐로 끌어들이고 동시에 늑간근이 이완된다. 날숨에서는 늑간근이 강하게 수축하고 이때 횡격막이 이완되어 흉부로 올라간다. 이와 같은 밀고 당기는 역동 성이 교대로 폐를 공기로 채우고 비워 신체의 산소 요구를 충족시킨다.

호흡에 기여하는 외에, 흉부 근육은 전진 동작에서 제한적이지만 중요한 역할 을 한다. 이러한 역할을 이해하는 최선의 방법은 달려오는 주자를 느린 동작으로 관찰하는 것이다. 매 걸음마다 대퇴부가 앞으로 움직이면서 골반이 처음에는 한

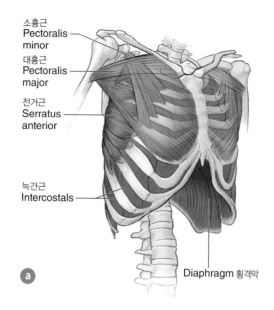

소흉근
Pectoralis
minor

대흉근
Pectoralis
major

전거근
Serratus
anterior

늑간근
Intercostals

Diaphragm 횡격막

a

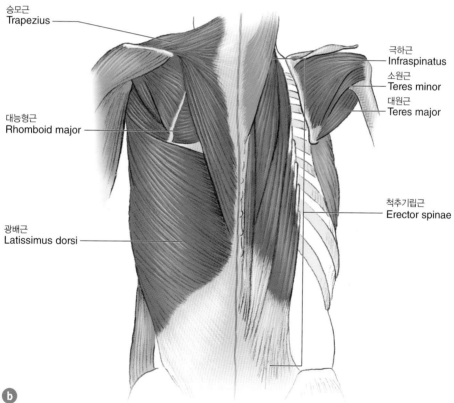

승모근
Trapezius

극하근
Infraspinatus

소원근
Teres minor

대원근
Teres major

대능형근
Rhomboid major

척추기립근
Erector spinae

광배근
Latissimus dorsi

b

그림 8-2. 몸통 상부: (a) 전방 모습. (b) 후방 모습.

쪽으로 그리고 다음에는 반대쪽으로 약간 회전한다. 이와 같은 회전은 척추를 조금 비틀고 만약 억제되지 않는다면 복부와 흉부에 불안정을 유발할 것이다. 그러한 불안정을 방지하기 위해 흉부 근육에 작지만 의미 있는 긴장과 이완을 일으키면 수직적 요소를 유지할 뿐만 아니라 시속 32㎞까지의 전진 동작에 의해 유발되는 변동을 바로잡는 데 도움이 된다.

또한 어깨와 상완골에 부착되어 있는 근육(특히 흉근과 원근(圓筋))이 매 걸음마다 팔을 앞뒤로 흔들 때 수동적으로 움직인다. 이들 근육이 능동적으로 수축하면 삼각근의 당김에 대항하므로 작은 범위이지만 상완의 움직임에 도움이 된다.

달리기에서 이들 근육의 중요성은 '가장 약한 연결고리(weakest link)'란 가설과 관련이 있다. 즉 주자의 파워는 효율적으로 활용하는 근력뿐만 아니라 달리면서 신체의 어느 부위가 먼저 지치느냐에 달려 있다는 것이다. 흉부 근육이 단련 부족으로 피로해지면 제 기능을 수행할 수 없어 달리기 동작의 효율성이 떨어진다. 이러한 기능장애는 호흡 작용을 저하시킬 뿐만 아니라 척추를 지지하고 팔의 움직임을 돕는 보조 작용도 약화시켜 불가피하게 속도가 느려진다.

오랜 세월 주자들을 지켜보았음에도 여전히 훈련의 속도나 양을 증가시키기만 하면 경기력이 향상될 수 있다고 생각하는 주자가 많다는 것은 놀라운 일이다. 많은 주자가 자신의 달리기에 있어 한계는 '항상' 신체에서 가장 약한 부위와 관련이 있다는 점을 깨닫지 못한다. 예를 들어 주자의 다리가 1마일(1.6㎞)을 4분 이내에 주파할 수 있을지도 모르나, 폐가 다리에 산소를 충분히 공급하는 능력이 부족하면 다리는 폐가 허용하는 수준만큼의 속도만 낼 수 있다.

이러한 유형의 불균형을 피하기 위해서는 횡격막과 모든 보조 근육이 하지 근육만큼 탄탄하고 강해야 한다. 이들 근육은 기타 모든 근육의 경우와 정확히 동일하게 운동에 의해 피로해지므로 당연히 이들도 운동에 관여하는 기타 어느 근육만큼이나 고도의 훈련을 요한다. 이와 같은 이유로 이 장에 소개된 운동은 다리에 권장되는 운동만큼 중요시해야 한다.

구체적인 훈련 지침

가슴과 등을 위한 근력 훈련은 주자가 근량을 많이 늘리고자 하지 않는 한 근육질로 만들거나 달리기 경기력을 저해하지 않을 것이다. 물론 대부분의 주자는 가급적 몸을 유연하게 유지하려 하므로, 다음에 소개하는 운동을 수행할 때에는 비교적 부담 없는 웨이트로 비교적 많이 반복하는(12~15회) 운동을 3세트 한다. 이와 같은 유형의 근력 훈련은 근력이 거의 길러지지 않는다는 의미가 아니라 근량이 거의 증가되지 않는다는 의미이다(적절한 양의 달리기 훈련과 병행할 경우에). 다음과 같은 운동을 주 당 2번의 세션에 포함시키면 가슴과 등 상부를 강하게 유지하기에 충분하다. 그러면 적절한 달리기 자세의 지지에 도움이 되고 호흡을 도와줄 것이다.

덤벨 프레스
Dumbbell Press

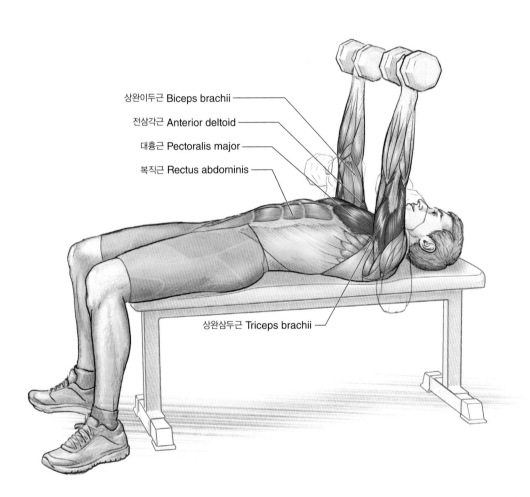

상완이두근 Biceps brachii

전삼각근 Anterior deltoid

대흉근 Pectoralis major

복직근 Rectus abdominis

상완삼두근 Triceps brachii

운동 방법

1. 벤치에 바로 누워 양발을 바닥에 댄다. 등 하부가 작게 자연스러운 만곡을 이루어야 한다. 양손에 덤벨을 쥐고 가슴 높이에 둔다.
2. 덤벨을 들어 올려 팔을 완전히 신전시킨 다음, 즉시 원래의 위치로 덤벨을 천천히 내리기 시작한다.
3. 운동을 반복하되, 등은 안정된 자세로 벤치에 댄 상태를 유지한다.

관련근육

주동근육: 대흉근, 상완삼두근, 전삼각근

이차근육: 상완이두근, 복직근

달리기 포커스

앞서 이 장에서 설명하였듯이 가슴의 근육은 기타 모든 근육의 경우와 정확히
동일한 방식으로 운동에 의해 피로해진다. 다행히도 덤벨 프레스처럼 간단한
운동을 통해 이러한 근육을 발달시키기가 쉽다. 이 운동은 바벨 벤치 프레스보다
복근을 더 많이 동원하는데, 덤벨은 서로 떨어져 있어 몸통의 안정화를 요하기
때문이다. 따라서 이 운동은 흉근을 표적으로 하면서 복근을 안정근으로 이용한다.
복근과 흉근이 보다 강해지면 장거리 주자가 경주나 달리기 훈련의 후반에 더 나은
자세를 유지한다(그리고 호흡이 더 나아진다). 상체의 자세가 더 나아지면 결국
보행주기가 보다 효율화되며, 이는 주자가 소중한 에너지를 보존하는 데 도움이
된다.

응용운동 회전시킨 덤벨 프레스
Rotated Dumbbell Press

이 응용운동은 특히 흉근의 흉골두(sternal head) 부위를 발달시킨다. 따라서 흉근 전체를 충분히 발달
시킨다.

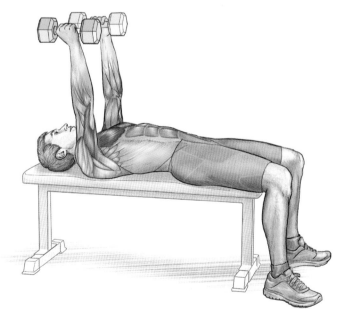

인클라인 바벨 프레스 [가슴과 어깨]
Incline Barbell Press

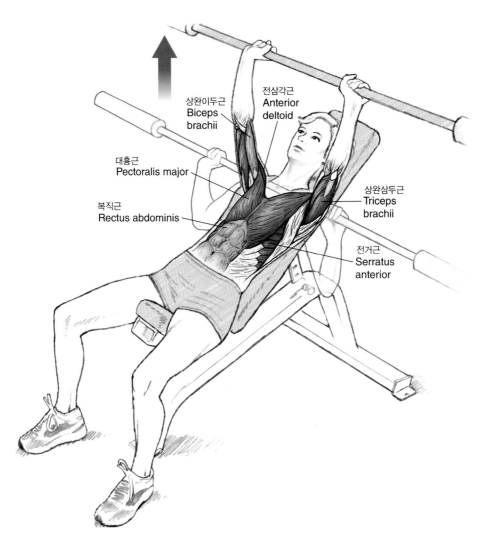

상완이두근
Biceps
brachii

전삼각근
Anterior
deltoid

대흉근
Pectoralis major

복직근
Rectus abdominis

상완삼두근
Triceps
brachii

전거근
Serratus
anterior

운동 방법

1. 45도로 경사진 인클라인 벤치에 누워 양팔을 거의 완전히 신전시킨다. 양손을 어깨너비보다 조금 더 넓게 벌려 바벨을 잡는다.
2. 팔을 완전히 신전시켜 바벨을 거치대에서 든다. 바벨을 일직선으로 가슴 상부로 내린다.
3. 바벨을 일직선으로 밀어 올려 원래 위치로 되돌리되, 팔꿈치가 완전히 젖혀지지 않도록 한다.

관련근육

주동근육: 대흉근, 상완삼두근, 전삼각근, 전거근

이차근육: 상완이두근, 복직근

> ⚠️ **안전수칙:** 이 운동에서는 벤치 거치대에서 바벨을 들거나 다시 제자리에 놓는 것을 돕는 보조자를 두도록 적극 추천한다. 이 운동은 경사진 자세에서 하기 때문에 어깨 근육(특히 회전근 개)을 더 많이 동원한다. 어깨에서 조금이라도 통증이 느껴지면 운동을 중단하고 앞서 소개하였듯이 평평한 벤치에서 하는 덤벨 프레스만을 한다.

달리기 포커스

동원되는 근육이 덤벨 프레스와 비슷하나, 인클라인 프레스는 전거근도 동원해 상체의 발달을 증진 시킨다. 동일한 부위의 근육 발달을 촉진하는 서로 다른 운동들을 사용해 근력 훈련 프로그램을 다양화 하면 훈련 프로그램의 참신함을 유지할 수 있다.

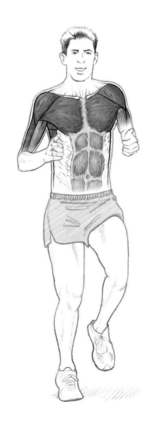

덤벨 플라이
Dumbbell Fly

테크닉 정보

덤벨을 머리 위 위치로 되돌릴 때 덤벨을 손으로 밀거나 삼각근에 지나치게 의지하면 안된다. 대신 흉근을 사용해 들어 올려야 한다.

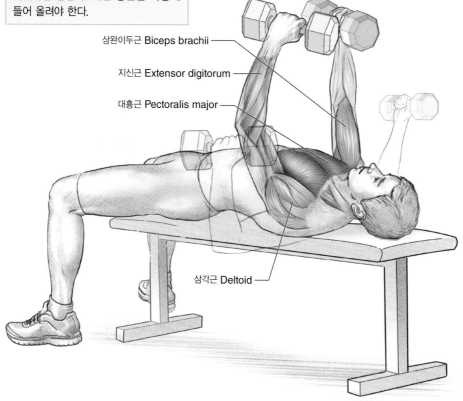

상완이두근 Biceps brachii

지신근 Extensor digitorum

대흉근 Pectoralis major

삼각근 Deltoid

운동 방법

1. 벤치에 바로 누워 양발을 바닥에 댄 채 시작한다. 등 하부가 작게 자연스러운 만곡을 이루어 벤치에 닿지 않도록 한다. 양팔을 몸통에 수직으로 뻗고 팔꿈치를 5~10도 구부린다. 손바닥을 안쪽으로 향하게 한 채 양손에 덤벨을 쥔다.

2. 팔꿈치를 구부린 상태를 유지하면서 흉근의 스트레칭에 집중해 덤벨을 천천히 내려, 상완을 바깥쪽으로 벌려 벤치 꼭대기와 동일한 평면에 이르도록 한다.

3. 마치 통을 껴안듯이 덤벨을 시작 자세로 되돌린다. 덤벨이 꼭대기에서 서로 닿지 않고 5~8㎝ 정도 떨어지게 제어한다.

관련근육

주동근육: 대흉근

이차근육: 상완이두근, 삼각근, 지신근

⚠️ **안전수칙:** 이 운동은 양팔을 바깥쪽으로 벌린 상태가 아니라 위로 뻗은 상태에서 시작한다는 점에 유의한다. 이유는 덤벨이 무거우면 덤벨을 들어 올리는 동작으로 운동을 시작하는 것이 어려울 수 있으며, 아울러 바깥쪽으로 벌린 상태에서 시작하면 삼각근과 상완이두근이 어색한 자세에 놓이기 때문이다. 부상 위험이 있으므로 양팔을 벤치 꼭대기 평면 아래로 내려서는 안 된다.

달리기 포커스

흉근의 강화는 이 장에 소개된 모든 운동에서 이점(benefit)으로 언급되고 있다. 그러나 덤벨 플라이의 또 다른 이점은 특히 덤벨을 내리는 단계에서 흉근의 스트레칭이다. 이러한 스트레칭은 늑골들 사이에 있는 늑간근의 신장에 도움이 되어 호흡이 개선된다. 본질적으로, 가슴의 근육이 더 신장될수록 산소를 흡입하기가 더 쉬워진다. 이와 같은 효과는 에티오피아의 하일레 게브르셀라시에(Haile Gebrselassie)와 미국의 라이언 홀(Ryan Hall) 같은 정상급 마라톤 선수들의 큰 흉곽에 반영되어 있다. 이들은 달릴 때 가슴이 항상 신장되어 있는 듯한데, 운동으로 커진 폐를 수용하기 위함일 가능성이 높다.

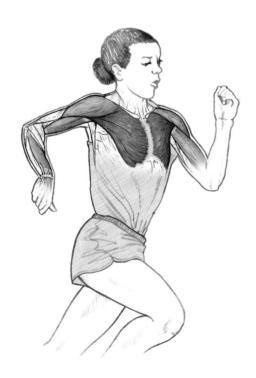

푸시업
Push-Up

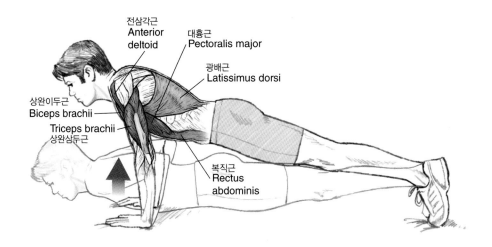

전삼각근
Anterior deltoid

대흉근
Pectoralis major

광배근
Latissimus dorsi

상완이두근
Biceps brachii

Triceps brachii
상완삼두근

복직근
Rectus abdominis

운동 방법

1. 엎드린 자세에서 양손을 어깨너비보다 약간 더 넓게 벌려 어깨 양옆과 일직선이 되도록 하고 양팔을 구부린 채 시작한다.
2. 움직임을 제어해 단번에 몸을 바닥에서 밀어 올리되, 몸을 약간 위로 향하는 하나의 평면(발에서 머리까지) 상태로 유지한 채 양팔을 완전히 신전시킨다. 이 동작을 하는 동안 숨을 내쉰다.
3. 팔꿈치를 구부리면서 몸을 천천히 내려 가슴이 바닥과 평행하고 바닥에 닿을 듯이 한다. 이 동작을 하는 동안 숨을 들이쉰다.

관련근육

주동근육: 대흉근, 상완삼두근, 전삼각근

이차근육: 상완이두근, 광배근, 복직근

달리기 포커스

푸시업은 가장 순수한 근력 운동이다. 머신도 웨이트도 필요 없고 자신의 체중만 이용한다. 한 번의 부드러운 움직임이다. 이 운동은 다음 페이지에서 소개하는 응용운동을 추가하지 않는다면 복잡하지도 않으나, 상체 근력의 발달에 매우 효과적인 운동이다.

푸시업은 상체와 복근을 강화해 적절한 자세를 잡도록 함으로써 주자에게 유익하다. 또한 푸시업을 완료하는 데 사용되는 테크닉은 달리기 도중 상체를 적절한 체위로 유지하는 과정과 비슷하므로 올바른 자세를 강화한다.

여러 세트의 푸시업을 해도 좋으나, 여느 근력 훈련처럼 푸시업도 매일 해서는 안 된다. 대신 휴식기를 가져 푸시업 세션 동안 동원된 근섬유가 복구될 수 있도록 해야 한다.

응용운동 인클라인 푸시업
Incline Push-Up

인클라인 푸시업은 운동의 강조점을 가슴 상부 및 어깨 근육으로 옮긴다. 푸시업을 더 많이 할 수 있으므로 인클라인 푸시업은 보통의 푸시업이 어려운 경우에 시작하기 좋은 운동이다. 이 운동은 더 쉽기 때문에 동작을 가속화하려는 유혹을 받을지도 모른다. 보통의 푸시업보다 인클라인 푸시업에서는 회전근개가 더 많이 동원되므로, 이 근육군의 부상을 피하기 위해서는 이러한 유혹을 뿌리쳐야 한다.

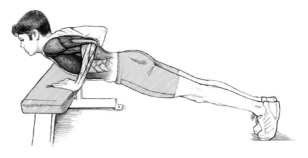

응용운동 피지오볼 푸시업
Push-Up on Physioball

이러한 디클라인 푸시업(decline push-up)은 강조점의 일부를 등 상부로 옮긴다. 또한 피지오볼을 사용해 하는 이 운동은 중심부의 안정화를 요하므로 이차근육군을 적극 공략한다. 이러한 운동을 하는 동안에는 엉덩이가 지면으로 처지지 않도록 한다. 대신 견고한 자세를 유지한다. 이것이 어려운 경우에는 보다 작은 피지오볼을 사용하면 운동이 더 쉬워진다.

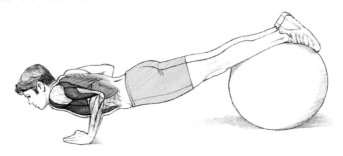

풀업
Pull-Up

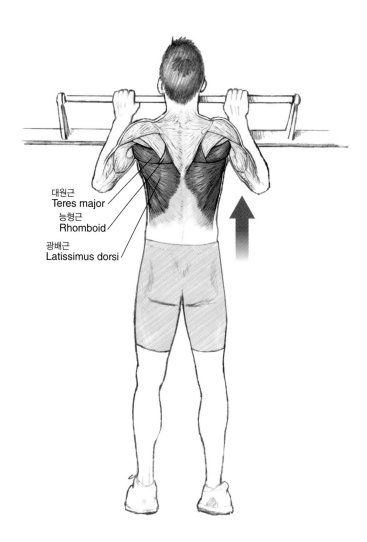

대원근
Teres major

능형근
Rhomboid

광배근
Latissimus dorsi

운동 방법

1. 오버핸드(손바닥이 앞으로 향하는) 그립으로 풀업 바에 매달려 양팔을 완전히 편다.

2. 부드러운 동작으로 몸을 위로 당긴다.

3. 턱이 바 높이에 도달하면 움직임을 제어해 몸을 내려 다시 양팔이 거의 완전히 펴진 상태로 돌아간다. 양발이 바닥에 닿으면 안 된다.

관련근육

주동근육: 광배근, 대원근, 능형근
이차근육: 상완이두근, 대흉근

달리기 포커스

푸시업이 양(陽)이라면 풀업은 음(陰)이다. 이 운동은 하기가 간단하지만
근력을 증진시키는 효과가 매우 크다. 특히 풀업은 등 상부의 강화에 도움이 된다.
등 상부가 강하면 장거리 주자에서 알 수 있듯이 달리기 훈련이나 장거리 경주의
후반부에 달리기 자세가 개선된다.

    풀업은 어려운 운동이다. 미국 해병대와 기타 군대들은 풀업(푸시업과 함께)을
이용해 병사들의 체력을 측정한다(만점은 1분에 20회이다). 이 운동의 시작에 도움이
되는 방법은 첫 풀업을 할 때 박스 위에 서서 시작하는 것이다. 부드럽고 제어된
움직임으로 할 수 있는 만큼만 반복해야 한다. 꿈틀거리거나 반동을 주어서는 안 된다.

    흔히 풀업은 '턱걸이(chin-up)'라고 한다. 일부 트레이너는 풀업과 턱걸이를
그립(손바닥이 바깥쪽 혹은 안쪽을 향하느냐)에 따라 구분하기도 하나, 다른 일부는 그
차이가 그저 의미상일 뿐이라고 한다.

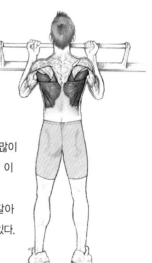

응용운동 리버스 그립 풀업
Reverse-Grip Pull-Up

이 응용운동은 언더핸드(손바닥이 자신을 향하는) 및 어깨너비
그립으로 한다. 풀업 바에 매달려 양팔을 완전히 편다. 부드러운
동작으로 몸을 위로 당긴다. 턱이 바 높이에 도달하면 움직임을
제어해 몸을 내려 다시 양팔이 거의 완전히 펴진 상태로 돌아간다.
양발이 바닥에 닿으면 안 된다.

    상완 리버스 그립 풀업은 오버핸드 그립 풀업보다 상완이두근을 더 많이
동원한다. 이두근은 비교적 크기가 작아 빨리 피로해질 수 있기 때문에 이
운동의 수행은 오버핸드 그립으로 하는 경우보다 더 어렵다.

    이 두 가지 풀업 운동은 강도 높은 등 상부 운동을 하는 동안 번갈아
할 수 있고, 아니면 일반적인 운동의 일부로 서로 다른 날에 할 수도 있다.
아울러 풀업 머신은 풀업 바를 잡는 여러 가지 방법을 제공한다.

머신 랫 풀다운
Machine Lat Pull-Down

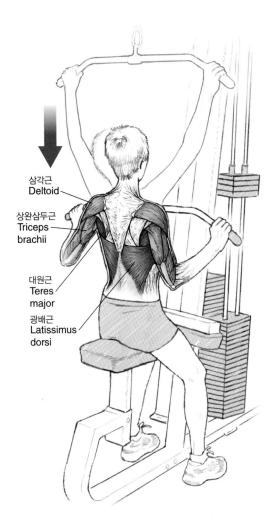

삼각근
Deltoid

상완삼두근
Triceps
brachii

대원근
Teres
major

광배근
Latissimus
dorsi

테크닉 정보

랫 풀다운은 무거운 웨이트를 저항으로 사용하면 등 상부의 근량을 현저히 발달시킨다. 그러므로 주자들이 이 운동을 최대 무게보다 더 가벼운 웨이트로 수행하고 비교적 많이 반복하면서 여러 세트를 완료하도록 권한다.

운동 방법

1. 웨이트 머신에 앉아 다리를 패드 밑에 두고 와이드(wide) 그립으로 바를 잡는다. 양팔은 완전히 펴고 손바닥은 몸의 반대쪽을 향한다. 운동 동작을 하다 보면 상체가 약간 회전된다(어깨가 뒤로).

2. 한 번의 연속적인 동작으로 바가 가슴 상부에 이를 때까지 바를 당겨 내리되, 팔꿈치는 뒤로 그리고 가슴은 앞으로 유지한다.

3. 서서히 양팔을 완전히 편 자세로 되돌리되, 이러한 되돌리기 단계에서는 웨이트에 저항한다.

관련근육

주동근육: 광배근, 대원근

이차근육: 상완삼두근, 삼각근

> ⚠ **안전수칙:** 바를 목 뒤로 당겨 내리지 않아야 한다. 그렇게 하면 목에 문제를 일으키거나 목의 기존 문제(추간판 탈출증)를 악화시킬 수 있다.

달리기 포커스

랫 풀다운 동작은 정상적인 달리기 움직임이 아닌데, 어떻게 이 운동이 달리기 경기력에 도움이 될까? 앞서 소개한 가슴 및 등 상부 운동들처럼 랫 풀다운도 흉부를 지지하고 안정화하며 호흡과 자세를 돕는 근육(특히 광배근과 대원근)을 강화해 경기력에 도움이 된다. 또한 등 상부의 강화는 가슴을 목표로 하는 운동을 해서 향상시킨 근력과 균형을 맞춰 균형 잡힌 몸통을 만들고 긴 훈련 또는 경주 세션 내내 똑바로 세운 자세를 유지하는 데 도움을 준다. 이 운동은 기초 훈련 단계에서 하기 좋은 운동이다.

응용운동 리버스 그립 랫 풀다운
Reverse-Grip Lat Pull-Down

이 응용운동은 광배근과 대원근은 물론 상완이두근의 역할을 강조한다. 이 운동은 양팔의 강화에 초점을 두어 운동하는 날에 완료하도록 추천한다. 랫 풀다운을 먼저 한다면, 리버스 그립 응용운동을 하기 위해서는 웨이트의 부하를 변화시킬 필요가 있을 수도 있는데, 이 응용운동은 어깨 및 등 상부에 있는 큰 근육의 역할을 최소화하기 때문이다.

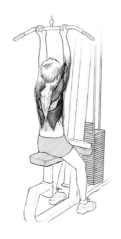
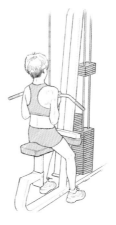

싱글암 덤벨 로우
Single Arm Dumbbell Row

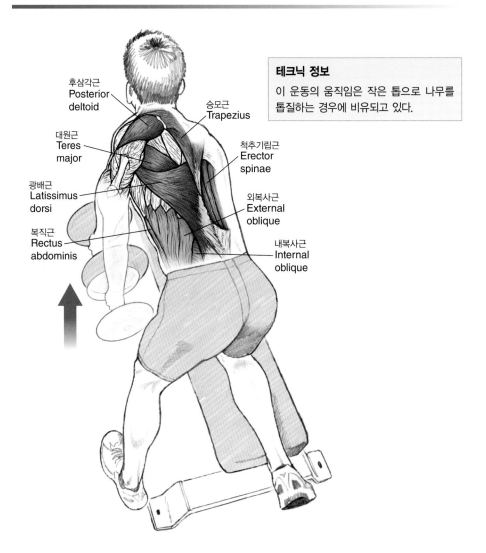

후삼각근
Posterior
deltoid

승모근
Trapezius

대원근
Teres
major

척추기립근
Erector
spinae

광배근
Latissimus
dorsi

외복사근
External
oblique

복직근
Rectus
abdominis

내복사근
Internal
oblique

테크닉 정보
이 운동의 움직임은 작은 톱으로 나무를
톱질하는 경우에 비유되고 있다.

운동 방법

1. 평평한 벤치 위에 한쪽 다리로 무릎을 꿇는다. 같은 쪽 손(덤벨을 들지 않는 손)을 벤치 위에 두어 몸을 지지한다. 팔을 뻗어 덤벨을 드는 손을 벤치 꼭대기 아래로 내린다.

2. 덤벨을 쥐고 등 상부 및 어깨 근육으로 시작하는 부드럽고 지속적인 동작으로 덤벨을 당겨 올려 팔꿈치가 90도 각도로 구부러지게 한다. 이 동작을 하는 동안 숨을 내쉰다.

3. 덤벨이 위로 이동한 것과 동일한 경로를 따라 덤벨을 서서히 내린다.

관련근육

주동근육: 광배근, 대원근, 후삼각근, 상완이두근, 승모근

이차근육: 척추기립근(장늑근, 최장근, 극근), 복직근, 내/외복사근

달리기 포커스

이 운동은 하기가 쉬우며, 여러 근육에 유익하다. 비교적 무거운 덤벨을 사용할수 있기 때문에 (일단 적절한 자세가 몸에 배면) 근력이 상당히 향상될 수 있다. 삼각근과 승모근이 발달하면 머리 자세와 팔 움직임에 도움이 된다. 특히 이들 근육군의 근력은 트랙 세션에서 팔의 움직임을 강력하게 하고, 더 긴 운동 및 경주에서 피로를 방지하며, 힘든(바위나 언덕이 있는) 지형에서 달리기를 하는 동안 적절한 달리기 자세를 유지하는 데 도움이 된다.

이 운동의 중요한 요소는 동원되는 등 상부 및 어깨 근육의 구분훈련(isolation)이다. 비록 복근이 동원되어 몸을 안정화하지만, 광배근, 승모근, 삼각근과 상완이두근의 역할이 강조되어야 한다.

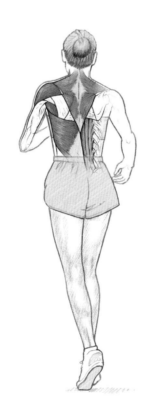

바벨 벤트오버 로우
Bent-Over Row With Barbell

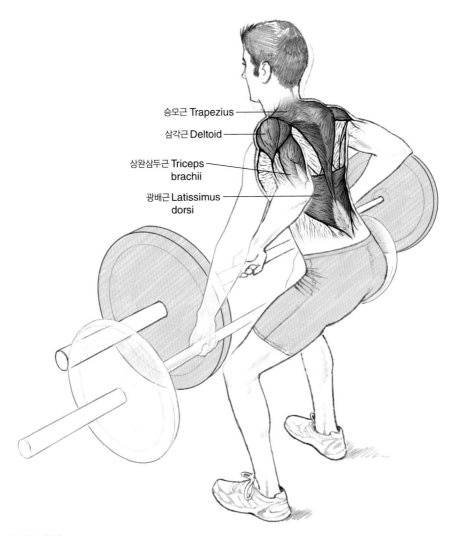

승모근 Trapezius

삼각근 Deltoid

상완삼두근 Triceps brachii

광배근 Latissimus dorsi

운동 방법

1. 다리를 어깨너비로 벌리고 서서 엉덩이를 구부려 몸통을 앞으로 기울이고 무릎을 약간 구부리며 양팔을 아래로 내린다. 전통적인 그립으로 양손을 어깨너비로 벌려 바벨을 잡는다.

2. 여전히 엉덩이를 구부린(몸통이 다리와 직각인) 자세로 서서 팔꿈치가 가슴과 평행하게 구부러질 때까지 바벨을 가슴으로 당긴다.

3. 바벨을 시작 자세로 되돌리고 반복한다.

관련근육

주동근육: 광배근, 승모근

이차근육: 상완삼두근, 삼각근

> ⚠️ **안전수칙:** 이 운동을 하면서는 항상 등 하부의 자연스런 만곡을 유지해야 하며, 특히 무거운 바벨을 들어 올릴 경우에 그렇다. 등을 구부리지 않아야 한다.

달리기 포커스

주자들은 근육 불균형이 보편적인데, 주로 대퇴사두근군의 4개 근육 간, 대퇴사두근군과 햄스트링 근육 간, 그리고 보다 일반적으로는 다리 근육 간(즉 왼쪽 대 오른쪽)에 불균형이 흔하다. 상체의 근육 불균형은 그러한 불균형의 실제적인 단점이 달리기 경기력에 영향을 주지 않는 것으로 생각되기 때문에 흔히 주자의 근력 훈련에서 다루어지지 않는다. 그러나 가슴에서 '미는' 근육과 등 상부에서 '당기는' 근육 간의 불균형은 보행에 현저한 영향을 미칠 수 있다. 왜냐하면 몸의 경사 각도가 전방 스윙 단계에서 대퇴사두근군이 일으킬 수 있는 들어 올리기의 정도를 변화시키기 때문이다. 몸을 지나치게 앞으로 기울여 들어 올리기가 부족하면 특히 속도가 더 빠른 훈련에서 주자의 속도를 억제할 수 있고 호흡의 효율성도 억제할 수 있다.

보행주기에서 들어 올리기의 부족으로 인해 속도가 저하되면 양발을 더 빨리 교대해 보상할 수 있으나, 그 결과 유산소 능력을 강조하게 되면 운동선수의 유산소 체력이 수준 이하인 한 경기력에 악영향을 미칠 수 있다. 이렇게 주자의 해부구조는 체력 발달에서 이차적인 역할을 하는 것처럼 보일지라도 경기력에 주요 역할을 한다. 특히 큰 근육군이 강화되면(예로 '미는' 운동으로 흉근이 강화되면) 주동근 (agonist, 이 경우에 등 상부 근육)도 똑같이 강화되어야 한다.

응용운동 바벨 와이드 그립 벤트오버 로우
Wide-Grip Bent-Over Row With Barbell

그립을 넓게 잡으면 하부, 중간 및 외측 광배근을 단련시킬 수 있다. 이 경우에 단련되는 주요 근육군은 변하지 않으며, 근육에서 가장 영향을 받는 부분이 변할 뿐이다. 풀업처럼 등을 '당기는' 운동에서는 보통 외측 광배근이 더 많이 동원된다. 팔이 긴 일부 운동선수는 넓게 잡는 그립을 선호하는데, 그것이 보다 자연스럽다고 느껴지기 때문이다. 이 응용운동에서도 등 하부의 자연스런 만곡을 유지해야 한다.

부상 방지

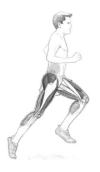

만일 이 책에서 달리기에 잠재된 부정적인 면을 다루지 않았다면 독자에게 큰 잘못을 저질렀을 것이다. 거의 모든 주자는 언젠가 위험에 직면하게 되는데, 얼마나 효율적이든 상관없이 이러한 위험 없이 달리고 운동할 수 있다고 상상하는 것은 극히 순진한 생각이다. 이런 위험 중 일부는 인간의 통제 범위 밖에 있으나, 다른 일부는 훈련 프로그램의 장기적 목표를 세심하게 수립하면 방지할 수 있다.

이 책에 소개된 운동을 수행하면 운동과 달리기에 할애되는 시간이 모두 증가할 것이다. 그러한 증가를 고려할 때 흔히 인용되는 한 가지 원칙은 달리는 거리나 시간을 주 당 10% 이상으로 증가시켜서는 안 된다는 것이다. 그러나 제2장에서 언급하였듯이 이 '원칙'은 입증된 증거에 기초하고 있지 않으며, 오히려 코치에서 주자로 그리고 주자에서 주자로 구전을 통해 전해진 일반적 통념이다. 이 원칙은 주 당 10마일(16㎞) 이내로 달리는 훈련 일정의 초기 단계에는 적용할 수 없으나, 훈련이 진행되면서는 운동을 점진적으로 증가시키면 과사용 부상을 방지하는 데 도움이 될 것이다.

부상을 경고하는 가장 대표적인 징후는 아마도 통증일 것이다. 그러나 징후는 다양한 형태로 나타날 수 있으며, 그 진정한 근원에서가 아니라 운동 사슬을 따라 어딘가 해부구조의 보다 약한 부위에서 흔히 발생한다. 아울러 통증이 있다고 항상 문제가 있는 것은 아니다. 예를 들어 힘든 훈련 세션에서 경험하는 불편은 경기력의 향상으로 이어지는 과정의 긍정적인 일부분일 수도 있다. 경험 많은 주자는 그러한 감각을 운동이 끝나도 사라지지 않는 통증과 구분할 수 있다.

물론 달리는 표면, 주자가 착용하는 옷과 신발 같은 외부 요인이 부상을 유발할 수 있다. 표면이 중요한 이유는 착지 시 주자의 발에 체중의 3~4배에 달하는 힘이 가해지며, 이러한 하중은 모래, 굳은 흙, 자갈, 또는 심지어 아스팔트처럼 딱딱하지 않은 표면에 착지할 때보다 가령 콘크리트에 착지할 때 관절에 훨씬 더 큰 영향을 미치기 때문이다. 아울러 너무 많은 주자가 도로의 한쪽만 이용하며, 그러면 도로의 중앙이 약간 볼록한 캠버(camber)로 인해 몸이 보도 쪽으로 경사지고 골반이 기울어질 수 있다는 사실을 잊고 있다. 이렇게 되면 등 하부가 비틀리고 발목관절의 인대와 아마도 장경인대가 과도한 긴장을 일으킬 수도 있다. 이상과 같은 예는 달리기가 생각을 요한다는 점을 분명히 한다. 예를 들어 새 운동화에 쉽게 현혹되어 길들이는 것을 잊고 처음으로 신고 경기에 나서면 물집이 생기게 된다. 모든 신발과 옷은 닳을 정도는 아니지만 편안해질 때까지 길들여야 한다.

부상의 진단은 복잡할 가능성이 있기 때문에 원인 불명의 통증 또는 증상이 있으면 빨리 전문의를 찾아 진료를 받고 주자도 진지한 관심을 기울여야 한다. 그렇긴 해도 부상의 초기 단계에서 상식적인 응급처치를 취할 수 있어야 하고 또

그래야 한다.

의사가 사용하는 지침이라면 따르는 것이 합당하다. 먼저, 자신에게 다음과 같은 질문을 해서 병력을 청취한다. 부상이 갑자기 일어났는가, 아니면 일련의 달리기로 누적되었는가? 부상이 작은 부위에 그치는가, 아니면 보다 광범위한가? 만지면 아픈가? 휴식하면 사라지는가? 그 밖에도 수많은 질문이 있으나, 이러한 질문의 목적은 스스로 부상에 대해 생각해보도록 하는 것이다.

다음으로 부상을 살펴보는데, 관찰을 통해 비대칭, 부종, 변색과 같은 특성을 식별할 수 있기 때문이다. 필요하다면 거울을 사용한다. 이 단계의 검사에서는 가벼운 촉진에 이어 수동적 및 능동적 움직임을 모두 해볼 수 있다. 이때쯤이면 본인이 가능성이 높거나 낮은 원인들 간의 선택, 즉 감별진단을 내릴 수 있을지도 모른다. 진단이 꽤 확실하면 응급치료를 시작하며, 그렇지 않으면 내원해 추가 검사를 받을 수 있다. 검사 지시가 내려지면 그 결과를 기다리면서 치료를 시작할 가능성이 있을지도 모르며, 검사 결과에 따라 진단이 바뀌면 치료가 변경될 수 있다. 부상의 진단 및 치료 단계는 서로 관련되고 상호작용한다. 다시 말해 하나가 의심스럽거나 비효과적이면 나머지를 재검토하고 재평가할 수 있다.

달리기에서 흔한 부상

예상대로 달리기로 부상을 입을 가능성이 가장 높은 신체 부위는 등 하부, 서혜부(사타구니), 다리 근육, 무릎 및 발목 부위와 발이다. 가장 많이 부상을 입는 조직은 뼈, 인대, 근육, 건과 근막이다.

전형적인 근육 손상은 주자가 두 관절 사이를 과신장 시킬 경우에, 특히 워밍업을 건성으로 하였을 경우에 일어날 가능성이 가장 높다. 구체적으로 설명하자면 근육 내의 혈관이 한계 이상으로 당겨져 파열되고 그 부위에 혈액이 몰리며, 이때 주변 연조직에 의해 가해지는 역압(또는 붕대 압박)이 새어나오는 혈액의 압력과 동일할 경우에만 지혈이 이루어진다. 이러한 출혈의 압력은 연조직에 통증을 일으키고 항상 손상의 유용한 지표가 된다.

냉각(cooling)은 치유를 가속화하는 주요 요인이므로 근육 또는 기타 급성 손상 부위에 아이스 팩을 재빨리 대면 그리 해로울 가능성은 없다. 더욱이 이렇게 하여 부종이 줄면 회복에 소요되는 시간이 단축될 수도 있다. 반면 조직에 체액이 축적되어 일어나는 부종은 손상을 드러낼 뿐만 아니라 손상된 신체 부위를 보호하고 치유하려 한다. 이러한 견지에서, 혈관을 수축시키고 혈류를 제한해 부종을 줄이는 아이스 팩 치료를 사용하는 것이 항상 좋은 아이디어일까?

통계상 주자가 가장 흔히 부상을 당하는 부위는 등과 무릎이다. 주자가 등에서 일으키는 통증은 대개 요추 및 천추 부위로 국소화 된다(그림 9-1). 이러한 통증은 흔히 허리의 유연성이 부족하거나 부재한 상태에서 반복적으로 훈련하고 그런 다음 통증을 무릅쓰고 달리려 하기 때문에 발생한다. 이런 통증은 나쁜 자세, 실제적인 또는 인위적인 다리 길이의 차이(앞서 언급하였듯이 캠버가 있는 도로에서 달릴 때 일어날 수 있다), 또는 갑작스런 언덕 훈련으로의 전환과 관련이 있을 수도 있다. 통증이 한쪽 다리를 따라 내려가는 연관통(referred pain)으로 나타나거나 그쪽 다리의 저림 또는 쇠약을 동반하는 징후가 보인다면, 추간판 탈출증(prolapsed intervertebral disc)과 같은 보다 심각한 질환을 의미할 수도 있으므로 긴급히 진료를 받아야 한다.

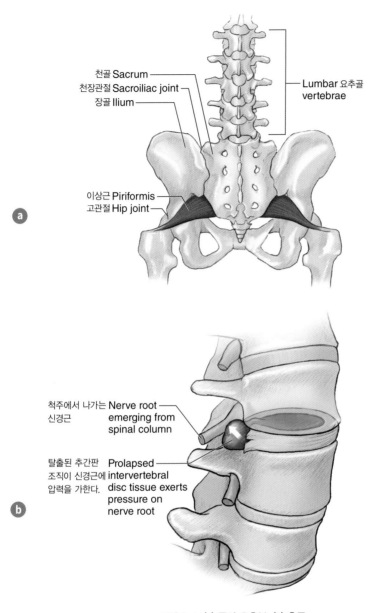

천골 Sacrum
천장관절 Sacroiliac joint
장골 Ilium

Lumbar 요추골
vertebrae

이상근 Piriformis
고관절 Hip joint

a

척주에서 나가는 Nerve root
신경근 emerging from
spinal column

탈출된 추간판 Prolapsed
조직이 신경근에 intervertebral
압력을 가한다. disc tissue exerts
pressure on
nerve root

b

그림 9-1. (a) 등의 요추부. (b) 추골.

무릎도 거의 마찬가지이다(그림 9-2). 부상이 관절 부종 또는 잠김(locking, 연

골이 파열되어 관절 사이에 낌으로써 무릎을 똑바로 펼 수 없는 현상)을 동반하

고 특히 이러한 증상이 급속히(몇 시간 만에) 나타난다면 신속한 진단을 요한다. 그러한 부상은 단순히 '러너스니(runner's knee, 달리기 하는 사람의 무릎)'라고도 알려져 있는 슬개대퇴 증후군(patellofemoral syndrome)이 아니다.

슬개대퇴 증후군은 대퇴골의 하단에서 슬개골이 홈의 중앙을 따라 미끄러지지 못해 초래되는 통증으로, 달리기 하는 사람들은 이러한 슬개대퇴 통증을 일으키기가 보다 쉽다는 것이 전통적인 견해이다. 이러한 역학은 무릎 해부구조에서 일부 부위의 정렬(또는 정렬의 결여)에 의해 유발될 수도 있다. 특히 서 있을 때 우리의 무릎과 발목은 대개 모아지나, 고관절은 30㎝ 이상 떨어질 수 있다. 그 결과 대퇴사두근이 수축하면 슬개골이 대퇴골 홈(femoral groove)에서 외측으로 당겨지고 비틀린다. 이와 같은 외측 대퇴사두근의 당김에 내측광근이 대항할 수도 있으나, 그렇게 할 수 있으려면 이 근육이 충분히 강화되고 발달되어 있어야만 한다. 이를 위해서는 무릎을 고정시키고 신전시킨 채 이 근육을 운동시켜야 한다.

통증을 국소화 할 수 있으면 원인을 진단하기가 보다 쉽다. 대퇴 하부의 외측에서 일어나는 통증은 장경인대(iliotibial band, ITB) 증후군으로 인한 것일 가능성이 있다. 이 증후군에서는 일반적으로 비탄력적인 결합조직인 장경인대가 대퇴골의 외측과(lateral condyle)와 마찰을 일으킨다. 적절한 운동으로 이 인대를 신장시키는 데 실

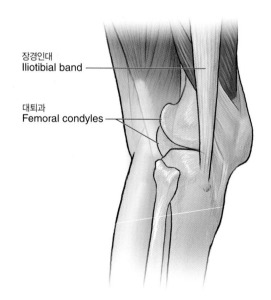

장경인대
Iliotibial band

대퇴과
Femoral condyles

그림 9-2. 무릎

패하였을 경우에는 족부의학(podiatry) 차원에서 신발과 안창을 조정하면 치유가 될 수도 있다.

어느 스포츠 부상이든 자가 진단에는 위험이 따른다. 모든 부상은 어느 정도 서로 다르며, 각각의 부상은 개별적인 진단과 치료를 요한다. 웹을 통해 실시한 연구는 부상의 이해에는 타당한 방법이지만 부상의 진단에 사용해서는 안 된다. 또한 경기력의 향상을 목표로 하는 책에서 부상의 치료를 다루면 무책임한 일일 것이다. 그러므로 다음에 소개하는 내용은 주자가 자신의 몸이 그저 잘 작동하는 보통의 스피드 머신이 아니라는 점을 인식하도록 촉구할 것이다. 모든 기계처럼 몸은 약간의 미세조정을 필요로 할 수도 있다.

반달연골(반열상 연골) 파열

반달연골 파열(meniscus tear)은 슬관절을 완충하는 연골의 손상이다. C자 모양의 내측 및 외측반달연골은 대퇴골 아래에 맞춰져 있고 경골의 상단(경골 고평부, tibial plateau)에 부착되어 있다. 반달연골의 연골은 대퇴골, 경골과 슬개골의 표면을 덮고 있으면서 슬관절이 움직일 때 이들 뼈가 서로 미끄러지도록 하는 관절연골과 동일하지 않다. 따라서 '연골 파열'이란 용어는 반달연골을 말하는 반면 '골관절염'은 관절연골을 말한다.

반달연골 파열은 흔히 슬관절이 잠기는 감각을 일으킨다. 반달연골이 파열된 주자는 종종 슬관절 주위에서, 혹은 무릎 뒤에서 긴장 또는 불안정을 호소한다. 신체검사 방법으로는 맥머레이 검사(McMurray's test)가 있으며, 이는 피검자를 바로 눕힌 후 한 손으로 무릎을, 다른 손으로 발과 발목을 잡고 무릎을 굴곡시킨 다음 다리를 외회전 및 내회전시키면서 무릎을 신전시켜 검사한다. 맥머레이 검사는 예비적인 진단 방법이며, 확진은 대개 MRI로 이루어진다.

일부 반달연골 파열은 외상(구체적인 타격이나 어색한 움직임)에 의해 유발되는 반면 다른 일부는 마모 또는 파열을 초래하는 만성적인 움직임으로 인해 일어난다. 또한 반달연골 파열은 유전적인 요소가 있을 수 있다.

반달연골 파열의 치료는 파열의 중증도와 위치, 연령, 그리고 회복 후 원하는 신체 활동 양에 따라 다양하다. 예를 들어 판상 파열(flap tear)은 관절경을 통해 치료하기가 비교적 쉬우며, 벗겨진 연골 부분은 절제되고 보통 1개월 이내에 완전 회복된다. 일단 부종이 사라지면 대개 운동이 허용된다. 달리기를 재개하기 전에 엉덩이, 대퇴사두근, 햄스트링과 종아리를 강화하기 위해 물리치료 코스가 처방되어야 한다.

수술이 대안이 아니라면(파열의 위치 또는 중증도로 인해) 신체 활동을 중단하고 휴식을 취하는 것이 일차 치료법인데, 휴식으로 통증이 가라앉으리란 기대 때문이다. 휴식이 답이 아니라고 판명되면 어느 정도의 달리기를 재개할 수 있도록 근력과 유연성을 증가시키기 위해 집중적인 물리치료가 처방된다. 내측 또는 외측반달연골의 외연(외측 경계)에 위치한 작은 파열은 보통 스스로 치유될 수 있으며, 사실 이러한 파열은 통증 또는 불편을 거의 유발하지 않기 때문에 흔히 진단되지 않고 넘어가게 된다. 반면 현저한 통증 및 불안정을 유발하는 큰 파열은 부분 또는 전체 반달연골절제술(meniscectomy)을 요할 수도 있다.

무릎 골관절염

움직임 중에 신체의 모든 관절은 윤활액(synovial fluid)을 생성하며, 이 관절 윤활액은 마찰을 감소시키고 변성의 최소화를 도우며 특히 오래된 관절 내에서 그렇다. 그런데도 나이가 들면서 무릎의 뼈들(경골, 대퇴골과 슬개골) 주위에 있는 관절연골은 서고 걸으며 무릎 꿇는 등의 일상 활동으로 인해 닳기 시작할 수 있다. 따라서 70세 노인의 대다수가 그저 이러한 활동에 따라 무릎이나 기타 관절들에 가벼운 골관절염(osteoarthritis)이 있다.

달리기가 무릎 골관절염의 발병을 재촉한다는 소문이 있어왔으나, 다행히도 레저로 달리기를 하는 사람들의 경우에 대부분 그러한 소문이 틀린 것으로 밝혀졌다. 사실 미국에서 실시된 National Runners' Health Study와 National Walkers' Health Study에 따르면 무릎 골관절염의 주요 결정인자는 유전적 요인과 과체중인 반면 매주 경도에서 중등도의 달리기(24~32㎞)를 하면 연골의 완전성의 '유지'에 도움이 될 수도 있는 것으로 나타났다.[7]

골관절염을 예방하는 최선의 방법은 (유전적 소인이 있을지라도) 적절한 식사와 운동으로 몸의 건강에 유익한 한도에서 가장 낮은 체중을 유지하는 것이다. 골관절염의 치료에는 캡사이신 도포, 히알루론산 주사, 코르티손 주사, 테이핑 요법 등 다양한 방법이 있다. 그러나 연골은 대체할 수 없으며, 이와 같은 치료는 통증의 원인(뼈와 뼈의 마찰)을 해결하지 못하고 그저 통증을 감출 뿐이다.

무릎 수술을 받으면 10년 이내에 골관절염이 온다는 통념이 있다. 이는 사실인 듯할 수도 있지만, 골관절염의 중증도는 유전적 요소, 운동과 체질량지수(BMI)에 따라 다양할 수 있다. 결국 주자가 골관절염을 방지하거나 물리치는 최선의 방법은 달리기를 지속하는 것으로 보인다.

중족골통

족부의학적 치료가 중족골통(metatarsalgia)이란 족부 통증에 도움이 될 수도 있다. 종족궁(longitudinal arch)이 내려앉은 상태(편평족, 즉 평발)에서 발의 특정한 뼈로 끊임없이 착지하고 그에 따라 주변 인대가 당겨지면 극심한 통증이 올 수 있다. 그러나 발의 내재근(intrinsic muscles)을 단련시키는 운동을 통해 족궁을 적절히 지지하면 통증이 급속히 사라질 수도 있다(제4장 참조).

피로 골절

뼈와 관련된 통증은 연조직으로 인한 통증보다 더 깊고 진통제에 보다 내성을 보인다. 뼈로 인한 통증에서 한 가지 특별히 중요한 원인은 소위 피로 골절(stress fracture)이다. 주자들에서 피로 골절이 가장 흔히 발생하는 부위(경골과 비골)가 그림 9-3에 나와 있다. 이러한 유형의 골절은 금속 피로(metal fatigue) 혹은 찻잔에 생기는 금에 비유될 수 있다. 골절이 확실히 존재해도 표면장력과 연조직에 의한 결합 때문에 골절된 양측 표면은 붙어 있다.

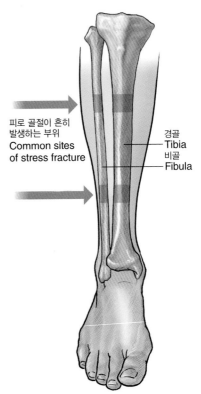

피로 골절이 흔히 발생하는 부위
Common sites of stress fracture

경골
Tibia
비골
Fibula

그림 9-3. 경골과 비골에서 피로 골절이 흔히 발생하는 부위

이와 같은 유형의 골절은 통증이 급속히 상승하는 특징을 보이며, 달리는 거리가 증가함에 따라 악화된다. 통증은 하퇴부나 발에서 발생하는 경우가 가장 흔하지만 꼭 그런 것은 아니며, 달리기를 마칠 때에만 통증이 멈춘다. 다음번 달리기에서는 통증이 더 일찍 시작되고 보다 빨리 악화된다. 이러한 증상을 방치하면 완전 골절로 진행할 수도 있어 부러진 뼈로 오는 장애를 겪을 가능성이 크며, 피로 골절의 치유 기간이 최소한 배로 걸리게 된다. 그러므로 이들 증상으로 피로 골절이 의심되는 주자는 누구나 달리기를 즉시 중단하고 확진을 받도록 적극 권유하며, 그에 따라 엑스레이나 스캔(scan) 또는 가급적 두 검사를 다 받아야 할 것이다.

족저근막염

족저근막염(plantar fasciitis)은 너무도 고통스러운 질환이라 달리기를 완전히 멈춰야 하는 경우가 흔하다. 족저근막은 종골 부착부(아킬레스건 근처)와 중족골두 사이에 퍼져 있는 넓고 두꺼운 섬유조직이다(그림 9-4). 발뒤꿈치 부위가 가장 약해 손상을 입는다. 이러한 손상을 입은 주자는 보통 발뒤꿈치 바닥을 가볍게 만져도 움찔한다. 이 장에 소개된 운동이 효과가 없을 경우에는 의사가 스테로이드제를 주사하면 치유가 될 수 있다. 그러나 보다 나은 장기적 해결책은 손상이 일어난 이유를 알아내 그 원인을 해결하는 것이다.

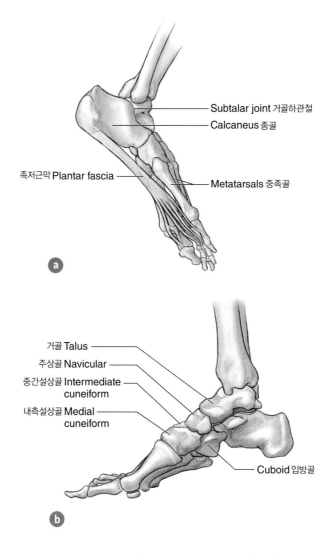

Subtalar joint 거골하관절
Calcaneus 종골
족저근막 Plantar fascia
Metatarsals 중족골

a

거골 Talus
주상골 Navicular
중간설상골 Intermediate cuneiform
내측설상골 Medial cuneiform

Cuboid 입방골

b

그림 9-4. 발: (a) 족저근막을 보여주는 바닥 측. (b) 내측.

왜 족저근막염이 발생하는가? 많은 달리기 부상처럼 이것도 일부 매우 특정한 이유와 일부 매우 일반적인 이유로 인해 일어난다. 모든 주자가 동일한 이유로 족저근막염을 일으키는 것은 아니다. 예를 들어 일부 주자는 족궁이 높은 경우에 족궁을 낮게 받쳐주는 안정화(stability shoes)를 착용한다. 족궁 높이와 족궁 받침 물 간의 차이로 인해 족저근막이 빈 공간으로 무너지거나 신장되며, 이에 따라 근막에 미세 파열이 생기거나 종골의 바닥 부착부로부터 발바닥 앞쪽으로 근막을 당길 수 있다. 또 다른 예로 종아리 근육이 만성적으로 긴장되어 있는 주자는 족저근막염을 일으킬 수도 있는데, 긴장된 종아리 근육이 이들 근육과 연결되어 있는 아킬레스건을 당겨 결국 발목이 족배굴곡을 일으킬 수 없도록 하기 때문이다. 이렇게 되면 족저근막이 팽팽해지고 염증을 일으킬 수 있다.

요컨대 족저근막염의 잠재적 원인은 사실상 무한하다. 반면 그 치료 대안은 상당히 제한되어 있으며, 항상 효과적인 것도 아니다. 코르티손 주사가 효과적일 수도 있으나, 근막은 발뒤꿈치에서 중족골두까지 넓게 퍼져 있기 때문에 정확히 어느 부위에 주사해야 할지라는 문제가 있다. 또 다른 치료법으로 야간 부목 고정을 통해 종아리 근육을 신장시키는 방법이 있으나, 성인에서 종아리 근육과 아킬레스건은 족저근막에 직접 연결되어 있지 않기 때문에 이러한 접근법은 치유를 보장하지 못한다. 또한 족궁 받침 물을 대는 것이 타당한 방법일 수도 있다. 그런데 댄 족궁 받침 물이 올바른 모양을 하고 있을까, 그리고 그것이 발의 자연스러운 생체역학을 변화시키는가?

필시, 족저근막염에 대처하는 가장 현명한 방법은 발 전체, 발목과 종아리 복합체를 스트레칭 하고 강화하는 것이다. 이상적으로는 발로 단단한 고무 볼 또는 골프공을 굴리거나 밀도가 충분한 둥근 표면 위에서 발을 기울이면 아마도 일부 근막 유착을 제거할 것이고 부상의 재활을 시작하는 좋은 방법이 될 것이다. 또한 제4장에 소개된 일부 운동(힐 레이즈〔발뒤꿈치 들기〕, 앵클 웨이트 족배굴곡〔발목에 체중을 싣고 발목을 얼굴쪽으로 당기는 운동〕 등)이 족저근막의 스트레칭과 강화를 돕고 주자의 바람대로 통증 없는 달리기를 가능하게 할 수 있다.

아킬레스건 손상

아킬레스건(그림 9-5) 또는 기타 다른 건이 손상을 입으면 이러한 유형의 조직에 대한 혈액 공급이 불량해 치유가 지연된다. 진단은 어렵지 않을 수도 있지만(해당 건은 특히 우연히 과다 신장되었을 경우에 국소적으로 압통과 경직을 일으킨다) 치료법과 관련해서는 논란이 많다. 최신 지견은 어느 정도의 치유가 일어난 후 집중적인 스트레칭 및 신장성 수축을 내용으로 하는 처방으로 기울고 있다. (미세 파열을 일으킬 정도로 이미 신장되어 있는 근육 또는 건을 즉시 스트레칭 하는 것은 좋은 아이디어가 아니다.) 이와 같은 스트레칭은 치유가 이루어진 후에도 재발을 방지하기 위해 끊임없이 반복해야 한다. 효과를 보기 위해서는 스트레칭

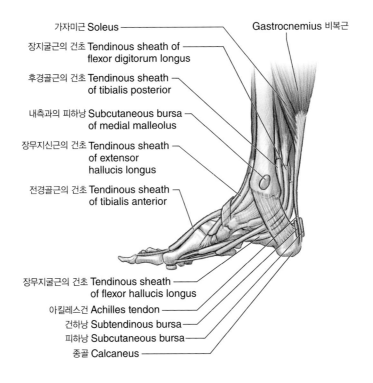

가자미근 Soleus
장지굴근의 건초 Tendinous sheath of flexor digitorum longus
후경골근의 건초 Tendinous sheath of tibialis posterior
내측과의 피하낭 Subcutaneous bursa of medial malleolus
장무지신근의 건초 Tendinous sheath of extensor hallucis longus
전경골근의 건초 Tendinous sheath of tibialis anterior
Gastrocnemius 비복근
장무지굴근의 건초 Tendinous sheath of flexor hallucis longus
아킬레스건 Achilles tendon
건하낭 Subtendinous bursa
피하낭 Subcutaneous bursa
종골 Calcaneus

그림 9-5. 하퇴부와 발의 건, 뼈 및 근육

이 아프다기보다는 불편하다는 수준이라야 하고, 15~30초 정도 유지해야 하며, 절대로 홱홱 움직이는 식으로 또는 불안정한 자세로(한쪽 다리로 서서 대퇴사두근 스트레칭을 하는 것처럼) 해서는 안 된다.

능동 이완 기법

연조직 손상이 있는 주자의 치료에 현재로서 가장 성공적인 접근법은 능동 이완 기법(active release technique, ART)을 사용하는 것이다. 그 이름이 의미하듯이 ART는 능동적 기법을 통한 연조직의 도수치료를 전제로 하며, 이러한 기법은 연조직이 반흔조직(scar tissue) 또는 근막 유착에 의한 기능장애를 겪지 않고 의도된 대로 기능하도록 한다. ART는 근골격계 호소증상에서 반흔조직 유착의 제거에 가장 효과적인 방법이다. 이와 같은 유착은 근육이 힘을 생성하는 능력을 감소시키므로 근육의 기능부전을 일으켜 관절의 가동범위를 저하시킨다. ART는 단일 근육에 또는 인근 해부 구조물들 사이에 압박과 특정한 장력을 결합해 사용함으로써 반흔조직 유착을 제거한다.

요근을 예로 들면, 이 근육은 가장 중요한 고관절 굴근이자 엉덩이 관련 달리기 부상에 가장 흔히 연루되는 근육이다. 요근이 손상되면 기능저하 소견을 보이고 보행 중 고관절의 신전이 감소할 수도 있다. 요근에 대한 ART 치료에서는 환자가 한쪽 측면으로 누워 위쪽 무릎을 구부린다. ART 시술자가 유착 부위에 접촉 장력을 가할 때 환자가 다리를 펴면서 고관절을 능동적으로 신전시킨다. 그러면 가동범위 끝부분에서 생성된 장력이 유착을 풀어주며, 이러한 이완은 환자와 시술자가 모두 느낄 수 있다. 손상의 중증도에 따라 즉각적으로 효과를 보아 관절 복합체에서 근력과 가동범위의 기능저하가 해소될 수도 있다.

그라스톤 기법

그라스톤 기법(Graston technique)은 연조직의 자연스러운 기능을 방해하는 근막 유착과 반흔조직을 제거하기 위해 고안된 또 다른 방법이다. 이 기법은 치료사의 손보다는 금속 기구에 의존한다는 점에서 ART와 다르다. 따라서 기구 보조 연조직 가동화(instrument-assisted soft tissue mobilization, IASTM) 치료에 해당한다. 이 기법은 중국 전통 의학의 구아샤(gua sha, 刮痧) 마사지 기법에 뿌리를 두고 있다. 표적 연조직을 그라스톤 기구로 문지를 때 환자는 불편을 느낀다. 흔히 치료 부위는 이 부위로 오는 혈류로 인해 즉시 변색되나, 이러한 결과는 멍을 유발하는 모세혈관 파열과 혼동해서는 안 된다. 이와 같은 마사지 기법은 때로 아프기는 하지만 표층을 대상으로 하고 변색은 48~72시간 이내에 해소된다.

폼 롤링

폼 롤링(foam rolling)은 주자에게 필수적인 기법이 되었다. 정말로 폼 롤러는 진지한 모든 주자와 아울러 진지하고자 하는 사람들에게 필수품으로 여겨지는 듯하다. 본질적으로 폼 롤러는 큰 근육군을 문지르는 단단한 기반을 제공한다. 폼 롤러는 대개 두꺼워진 연조직의 '뭉침'을 치료해야 할 때 사용된다. 불행히도 요구되는 힘과 정밀성 부족으로 인해 폼 롤링은 근육이 뭉친 것을 완전히 풀거나 작은 근막 유착을 해소할 수 없다. 작은 부위에는 트리거 포인트 마사지 볼이 보다 효과적이나, 현저한 완화를 일으킬 정도로 압력이 충분하지는 않다.

또한 폼 롤링은 관련 신체 부위에 폼 롤러를 굴려주어 표적 부위로 혈류가 흐르게 하는 워밍업 기법으로 사용되기도 한다. 폼 롤링을 시도하고자 한다면 이 기법에 대한 감을 잡기 위해 먼저 손상이 없는 정상 부위를 대상으로 연습을 해본다. 손상 치유에 폼 롤링을 기타 치료와 함께 사용할 경우에 초기에 롤러로 문지르면 불편을 일으킬 것이며, 압력이 점증함에 따라 아픔도 증가할 것이다. 그러나 마사지 효과가 자리를 잡으면서 아픔은 가라앉을 것이다. 삶에서 대부분의 일처럼 경험과 연습을 대신할 수 있는 것은 없다.

구체적인 훈련 지침

스트레칭에 앞서 약간의 가벼운 걷기 또는 달리기를 해서 워밍업을 한다(부상임에도 가능하다면). 스트레칭이 긴장되어 있는 장경인대의 재활을 위한 훈련의 일부이고 달리기가 대안이 아닌 경우에는 혈액순환을 촉진하기 위해 10분 동안 걷거나 다리 워밍업 운동을 한다.

달리기 관련 부상을 치료하는 것으로 생각되는 치료법이 많고 그러한 치료를 수행하는 방법도 많다. 예를 들어 달리기 훈련에서 스트레칭의 역할이 널리 논의되고 있다. 무엇보다도 대부분의 주자는 스트레칭과 관련해 얼마나 자주 해야 하고, 어느 신체 부위를 대상으로 해야 하며, 얼마나 오래 자세를 유지해야 하는지를 전문가에게 묻는다. 이 책은 해부학과 근력 훈련을 강조하기 때문에, 우리는 주로 스트레칭을 당신이 스스로 심층적으로 검토해야 하는 주제로 남겨 놓는다. 우리는 일부 최선의 훈련을 제시한다고 하였으나, 당신 나름의 달리기 훈련 체계에 대해서도 독자성을 인정한다. 이를 염두에 둔 채 이 책에 제시된 근력 훈련 및 재활 운동을 해보고, 당신의 경험 속에서 성공적인 것으로 입증된 기타 운동으로 보완하기를 바란다.

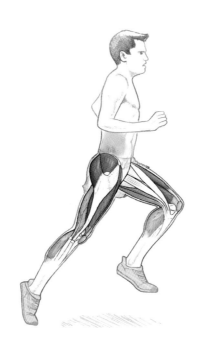

장경인대 스트레칭
Iliotibial(ITB) Stretch

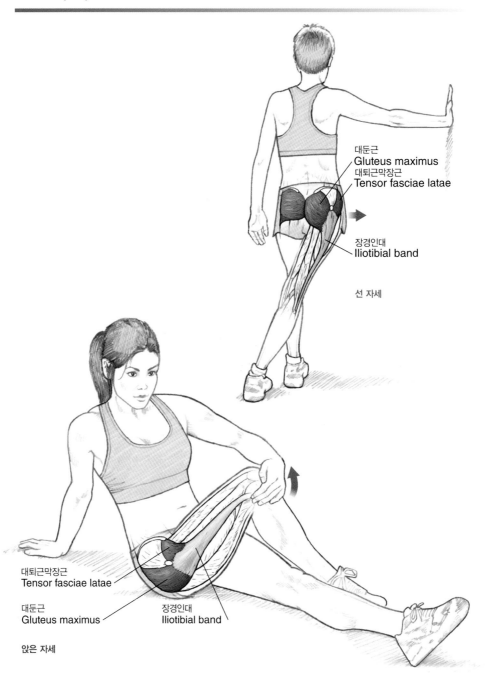

대둔근
Gluteus maximus
대퇴근막장근
Tensor fasciae latae

장경인대
Iliotibial band

선 자세

대퇴근막장근
Tensor fasciae latae

대둔근
Gluteus maximus

장경인대
Iliotibial band

앉은 자세

운동 방법 (서서)

1. 벽 옆에 서서 바깥쪽 다리를 안쪽 다리(벽에 더 가까운 다리)의 앞에서 교차시킨다. 손으로 벽을 눌러 몸을 지지한다.
2. 안쪽 엉덩이를 벽 쪽으로 기울여 가능하면 벽에 댄다. 양발은 지면에 평평하게 댄 상태를 유지해야 한다.
3. 이러한 정적 스트레칭을 15~30초 동안 유지한다. 여러 번 반복한 다음 기울이는 측면을 바꾼다.

운동 방법 (앉아서)

1. 바닥에 앉아 한쪽 다리를 뻗고 다른쪽 다리를 무릎에서 교차시키되, 교차시킨 다리 쪽의 무릎을 세우고 발을 지면에 확고히 댄다. 반대쪽 손으로 슬관절을 지지한다.
2. 교차시킨 다리 쪽의 무릎 외측을 반대쪽 겨드랑이 방향으로 가볍게 민다.
3. 정적 스트레칭을 15~30초 동안 유지한다. 여러 번 반복한 다음 교차시키는 다리를 바꾼다.

관련근육

주동근육: 대둔근, 대퇴근막장근

관련 연조직

주동 연조직: 장경인대

달리기 포커스

장경인대의 긴장은 보통 발의 과다회내가 아니라 회외로 인해 발생한다. 발의 내번은 종아리의 긴장, 외측 무릎의 통증과 장경인대의 긴장을 유발할 수 있다. 안정화 또는 보조기구로 과다교정을 받아 발의 회내를 보이는 주자조차도 본질적으로 과소회내를 일으켜 이러한 부상을 겪을 수 있다. 서거나 앉아서 하는 장경인대 스트레칭을 하면 연조직으로 된 이 두꺼운 인대가 그 부착부인 대퇴골 외상과(lateral epicondyle)에서 마찰을 일으키지 않도록 돕는다. 이와 같은 스트레칭은 하루에 여러 차례 해도 된다.

고유수용감각 스탠딩 밸런스
Proprioceptive Standing Balance

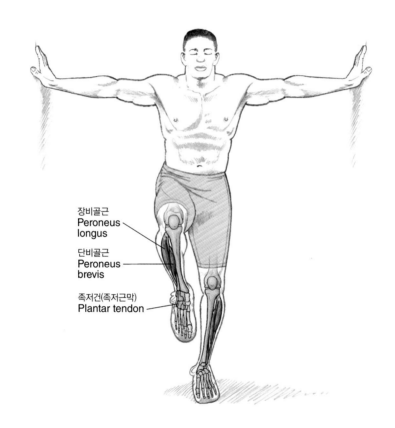

장비골근
Peroneus
longus

단비골근
Peroneus
brevis

족저건(족저근막)
Plantar tendon

운동 방법

1. 두 벽 사이에 서서 균형을 위해 양팔을 어깨 높이에서 옆으로 뻗는다. 넘어지지 않도록 하려는 목적 이외로 벽을 이용해 균형을 잡아서는 안 된다.
2. 한쪽 무릎을 들어 올려 엉덩이 높이에서 90도 각도로 구부려 경골을 대퇴골에 직각으로 위치시킨다. 눈을 감는다.
3. 이 자세를 15~30초 동안 유지한다. 다리를 내리고 다른 쪽 다리로 반복한다. 여러 번 반복한다.

관련근육

주동근육: 장/단비골근

관련 연조직

주동 연조직: 족저근막

달리기 포커스

이 운동에는 생리적 및 신경근육적 요소가 모두 포함되어 있다. 적절한 균형을 잡으려면 시간이 걸릴지도 모르나, 발과 하퇴부가 평형을 찾기 위해 작용하므로 이 운동은 설사 즉시 균형을 잡지 못하더라도 유익하다.

스탠딩 캐프 스트레칭
Standing Calf Stretch

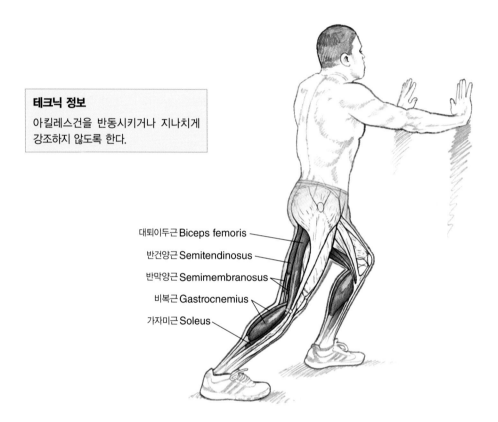

대퇴이두근 Biceps femoris
반건양근 Semitendinosus
반막양근 Semimembranosus
비복근 Gastrocnemius
가자미근 Soleus

운동 방법

1. 벽을 향해 서서 한쪽 다리를 뒤로 뻗고 발을 지면에 밀착시킨다. 다른 쪽 다리는 무릎을 구부리고 발을 엉덩이 바로 아래쪽 지면에 밀착시킨다. 양팔을 가슴 상부 높이에서 어깨너비로 벌려 앞으로 뻗는다. 양손을 벽에 댄다.

2. 가볍게 벽을 밀고 뒤로 뻗은 다리의 발뒤꿈치를 바닥으로 서서히 민다. 비복근 전체에 걸쳐 스트레칭이 느껴져야 한다.

3. 이러한 정적 스트레칭을 15~30초 동안 유지하고 여러 번 반복한 다음 반대 측에서 실시한다. 아니면 매번 반복 후 다리를 바꾼다.

관련근육

주동근육: 비복근, 가자미근, 햄스트링(반건양근, 반막양근, 대퇴이두근)

달리기 포커스

중립 또는 과소회내 생체역학을 보이는 주자는 흔히 종아리가 긴장되어 있다. 이 스트레칭은 만성적으로 손상을 입은 종아리의 통증 완화뿐만 아니라 근육을 유연하게 유지해 종아리의 손상 예방에도 도움이 된다.

신장성 요소 스탠딩 힐 레이즈
Standing Heel Raise With Eccentric Component

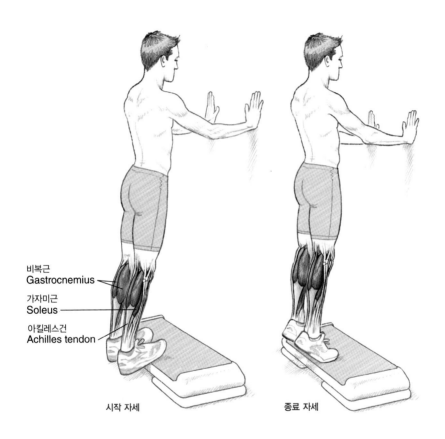

비복근
Gastrocnemius

가자미근
Soleus

아킬레스건
Achilles tendon

시작 자세   종료 자세

테크닉 정보

강제로 족배굴곡을 이루면 아킬레스건에 지나친 스트레스를 가하므로 이를 피해야 한다.

운동 방법

1. 양발을 발판에 올려놓되 발뒤꿈치가 발판 밖으로 나가게 한 채 선다. 양손으로 앞에 있는 벽을 민다.
2. 양발의 중족골두로 발을 완전히 신전시켜서 선다(족저굴곡).
3. 서서히 발뒤꿈치를 내려 발바닥을 완전히 신전시킨다(족배굴곡).

관련근육

주동근육: 비복근, 가자미근

관련 연조직

주동 연조직: 아킬레스건

달리기 포커스

이 운동은 족저굴곡 중 종아리 근육의 단축성 수축(concentric contraction, 근육의 길이가 짧아짐)과 족배굴곡 중 이 근육의 신장성 수축(eccentric contraction, 근육의 길이가 길어짐)을 모두 일으킨다. 제4장에서 말하였듯이 신장성 요소를 포함시키면 종아리와 아킬레스건을 위한 이 운동의 가치가 증가한다. 연구들에 따르면 신장성 요소가 있는 운동을 하면 부상의 치유에 요구되는 시간이 단축되는 것으로 나타났다.

시티드 스트레이트-레그 익스텐션
Seated Straight-Leg Extension

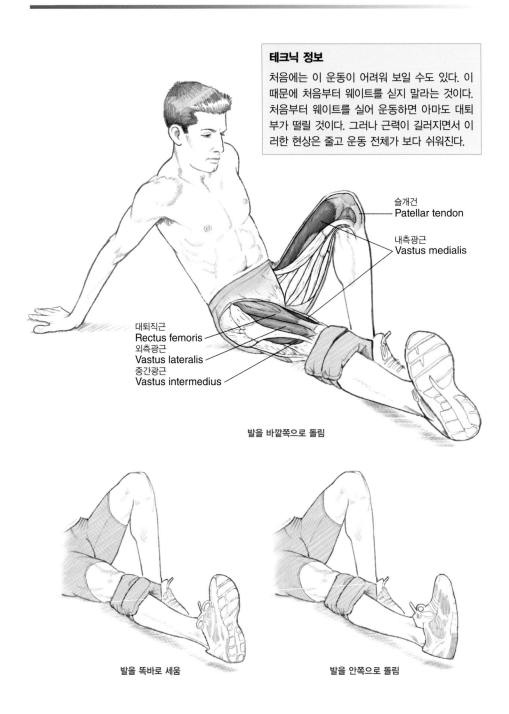

테크닉 정보

처음에는 이 운동이 어려워 보일 수도 있다. 이 때문에 처음부터 웨이트를 싣지 말라는 것이다. 처음부터 웨이트를 실어 운동하면 아마도 대퇴부가 떨릴 것이다. 그러나 근력이 길러지면서 이러한 현상은 줄고 운동 전체가 보다 쉬워진다.

슬개건
Patellar tendon

내측광근
Vastus medialis

대퇴직근
Rectus femoris

외측광근
Vastus lateralis

중간광근
Vastus intermedius

발을 바깥쪽으로 돌림

발을 똑바로 세움

발을 안쪽으로 돌림

운동 방법

1. 바닥에 앉아 양팔을 몸 뒤로 짚어 지지하고 한쪽 다리를 쭉 뻗는다. 초기 단계에서는 뻗은 다리의 무릎에 웨이트를 싣지 않아야 하나, 보다 능숙해지면서 웨이트를 최대 4.5kg까지 점증적으로 늘려 근력을 향상시킬 수 있다.

2. 발을 바깥쪽으로 돌린 후 다리를 곧게 펴되 무릎이 과신전 되지 않은 상태를 유지하면서 천천히 다리를 들어 올려 바닥에서 15㎝ 이내로 떨어지도록 한다. 이 자세를 10초 동안 유지한 다음, 마찬가지로 천천히 발목을 지면으로 내려 안정시킨다.

3. 발을 바깥쪽으로 돌리고, 똑바로 세우고, 안쪽으로 돌리는 등 발의 자세를 변화시키면 대퇴사두근의 모든 근육을 골고루 단련시킨다. 각각의 발 자세로 운동을 10회 반복하고(총 30회 반복) 다리를 바꾸어 반복한다.

관련근육

주동근육: 내측광근
이차근육: 대퇴직근, 중간광근, 외측광근

관련 연조직

주동 연조직: 내측측부인대, 슬개건

달리기 포커스

만일 스포츠 의학 클리닉에서 무릎 통증을 호소하는 주자들을 진료하지 않는다면, 그러한 클리닉은 매우 한산한 곳이 될 것이다. 그 이유의 일부는 너무 많은 코치가 전반적인 대퇴사두근의 발달을 지나칠 정도로 강조하는 반면, 무릎을 안정화하고 슬개대퇴 통증을 예방하는 데 있어 내측광근이 하는 역할을 제대로 이해하지 못하기 때문이다. 이 운동은 이 근육의 근력과 파워를 증가시켜 전방 무릎 통증의 악몽을 피하도록 해주는 가장 효과적인 방법이다.

니-투-체스트 스트레칭
Knee-to-Chest Stretch

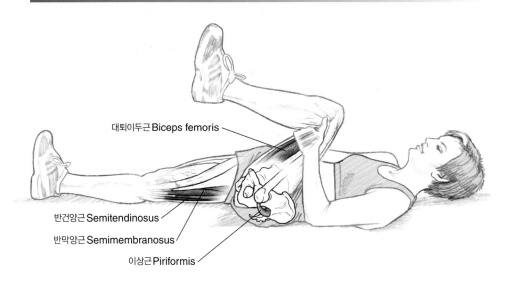

대퇴이두근 Biceps femoris

반건양근 Semitendinosus

반막양근 Semimembranosus

이상근 Piriformis

운동 방법

1. 단단하지만 편안한 표면에 바로 눕는다.
2. 대퇴사두근을 사용해 한쪽 무릎을 들어 올려 90도로 구부린다. 양손으로 무릎 뒤 부위를 잡아 가슴 쪽으로 당겨 등의 맨 아래 부위와 둔부의 상부에서 당겨지는 감각을 느끼도록 한다. 동시에 다른 쪽 엉덩이가 따라 구부러지는 것에 저항하고 대신 그쪽 엉덩이를 지면으로 밀어 내린다.
3. 이 자세를 15~30초 동안 유지한다. 5회 이내로 반복하고 다른 쪽 다리로 교대한다. 이 운동은 하루에 2~3차례 시행할 수 있다.

관련근육

주동근육: 햄스트링(반건양근, 반막양근, 대퇴이두근)

이차근육: 이상근, 척추기립근(장늑근, 최장근, 극근)

달리기 포커스

등 하부는 대개 통증이 발생해봐야 비로소 달리기에서 중요한 부위라는 사실을 깨닫게 된다. 일단 통증을 일으키면, 너무 늦어 회복하지 못할 수도 있다. 이번과 다음 운동들은 등 하부의 유연성과 근력을 길러주며, 이는 언덕을 올라가거나 내려갈 때 특히 중요하다. 등이 경사의 변화에 적응할 수 있으면 등 하부와 엉덩이에서의 이러한 유연성에 의해 보폭도 길어질 것이다. 모든 스트레칭 운동처럼 여기서 목표는 통증 없이 불편한 수준에서 운동하는 것이다.

월 프레스
Wall Press

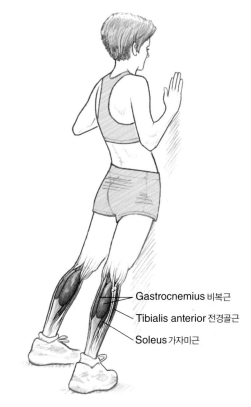

Gastrocnemius 비복근
Tibialis anterior 전경골근
Soleus 가자미근

운동 방법

1. 벽에서 45cm 정도 떨어져 서서 양발을 어깨너비로 벌리고 발가락을 안쪽으로 향하게 한다.
2. 골반을 벽으로 밀되, 벽으로부터의 거리와 발가락의 각도를 조정하여 가자미근에서 최적의 스트레칭이 일어나게 한다. 발뒤꿈치는 바닥에 댄 상태를 유지한다.
3. 이러한 스트레칭을 15~30초 동안 유지한 다음 반복한다.

관련근육

주동근육: 가자미근, 비복근, 전경골근

달리기 포커스

정강이 통증, 즉 하퇴부 전방의 광범위한 통증은 연조직이나 뼈(특히 경골)와 관련이 있을 수 있다. 이 두 가지 문제는 대개 과다회내에 기인하나, 연조직 문제는 보통 중족부의 수평면 외전과 관련이 있다. 이 운동은 비복근의 전방 구획에서 근육통을 방지하는 데 도움이 될 수 있다. 이 운동은 하루에 여러 차례 해도 되며, 규칙적으로 하면 효과적이다.

발목 족저굴곡
Ankle Plantar Flexion

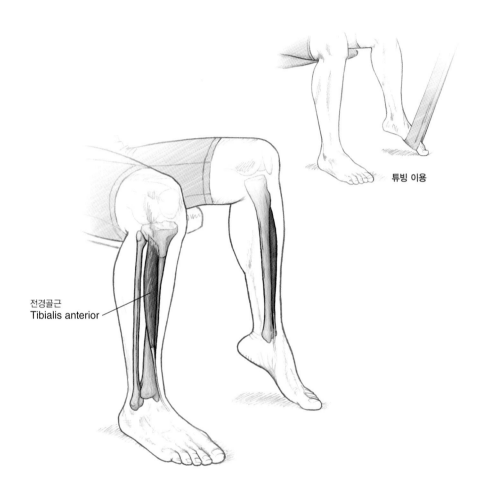

튜빙 이용

전경골근
Tibialis anterior

운동 방법

1. 등받이가 단단한 편안한 의자에 똑바로 앉는다. 운동하는 다리의 발은 우선 바닥에 평평하게 대고 무릎은 의자의 높이에 따라 약 45도 정도로 구부린다. 발뒤꿈치를 바닥에서 떼어 올린 다음, 발레 무용수가 발가락을 세우는 것처럼 발을 내번 시킨다. 이 자세를 15초 동안 유지하고 각각의 발로 최대 10회까지 반복한다. 하루에 2~3차례 한다.

2. 유연한 탄력밴드 같은 것을 벽의 고정된 물체에 걸어 이용할 수 있는 위치에 의자를 둔다. 단계 1에서 동일하게 신장된 자세로 앉고 탄력밴드를 벽에서 가장 멀리 떨어지게 한 중족부에 걸친다. 이 밴드를 저항으로 이용하면 발이 더 내번을 일으키기 쉽고 저항에 대항해 당겨 전경골근이 강화된다. 이 자세를 15초 동안 유지하고 각각의 발로 최대 10회까지 반복한다. 하루에 2~3차례 한다.

관련근육

주동근육: 전경골근

달리기 포커스

전경골근의 중요성은 이 근육이 발목과 발에 유연성을 제공한다는 데 있다. 이 근육은 발과 그에 따라 다리의 자세를 조정하는 데 도움을 주기 때문에 평탄치 않은 지형을 달릴 때 안정성의 증가에 상당한 역할을 한다. 그러므로 긴 언덕 또는 기복이 심한 거친 지형에서는 전경골근을 더욱 사용하게 된다. 훈련되어 있지 않으면 이 근육은 급속히 지쳐 주자의 속도가 느려지고 발목을 삘 위험도 높아진다. 반면 강화되어 있으면 이 근육은 발의 회내 및 회외의 제한에 도움이 된다.

볼 굴리기
Ball Rolling

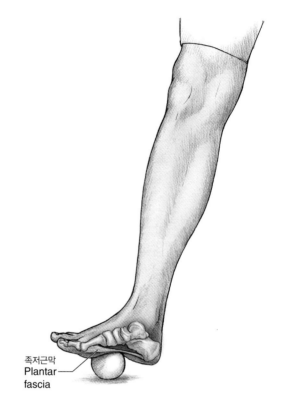

운동 방법

1. 양팔을 몸의 양옆으로 늘어뜨리고 적절한 자세로 균형을 잡은 채 선다. 한쪽 발로 라크로스 볼을 강하게 내리 누른다 (원한다면 정확성을 높이기 위해 대신 골프공을 사용해도 된다).
2. 발밑의 볼을 전후좌우로 굴린다. 중족 골두에서 끝나는 족궁 부위를 강조하고 발뒤꿈치에 특별한 관심을 기울인다.
3. 볼을 한쪽 발 아래로 30초간 굴린 다음 발을 바꾼다.

족저근막
Plantar
fascia

관련 연조직

주동 연조직: 족저근막

달리기 포커스

족저근막염과 이러한 특이적 재활 운동은 앞서 설명했다. 또한 볼 굴리기는 사전재활(prehabilitation) 운동으로도 사용될 수 있는데, 족저근막염이 있거나 또는 취침 후 처음으로 서서 걷기 시작할 때 족궁이 긴장되어 있다는 느낌이나 발뒤꿈치가 아프다는 느낌을 호소하는 사람인 경우에 그렇다. 골프공을 사용하면 족저근막에서 더 정확한 부위를 표적으로 할 수 있으나, 골프공은 라크로스 볼의 경우보다 발 아래로부터 훨씬 더 쉽게 빠져나오는 경향이 있다. 이 운동에서 가장 좋은 부분의 하나는 발에 가해지는 하중을 증가시키거나 감소시킴으로써 발에 적용되는 압력의 정도를 조정하는 것이다.

10 대체 훈련 ALTERNATIVE TRAINING ACTIVITIES

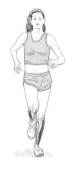

제4장에서 제8장까지는 근력 훈련 운동을 소개하고 적절히 수행한 저항 운동이 영향을 미치는 해부구조의 구체적인 부위를 다루었다. 이번 장은 이전 장들에서 설명한 근력 훈련 운동을 보완하는 비전통적 유형의 달리기 훈련을 소개한다. 특히 이 장에서는 주자의 경기력을 증진시키는 훈련 방법으로 수중 달리기(water running), 무중력 보행기(antigravity treadmill) 달리기와 고지 훈련(altitude training)을 살펴본다.

수중 달리기와 무중력 보행기 달리기는 달리기에서 반복적인 고충격 동작이 근골격계에 초래하는 손상의 위험을 감소시킨다. 지상 달리기 세션을 이러한 운동으로 대체하면 신체가 엄청난 하중의 힘을 경험하지 않도록 하면서 심폐계에 대한 자극을 유지할 수 있으므로, 훈련 거리의 누적에 따른 충격을 견뎌내는 데 도움이 된다. 또한 이런 유형의 훈련은 달리기의 경제성을 개선하고 (부상의 회복 과정에서 적기에 실시할 경우에) 부상의 회복에 도움이 될 수 있다.

고지 훈련(그리고 그저 저산소 마스크를 사용하는 것이 아니라 고지에서 사는 것)은 주자의 유산소 능력을 현저히 증가시킬 수 있다. 이와 같은 요소들을 훈련 계획에 포함시키면 주자의 적혈구 수치가 증가하고 모세혈관의 발달을 통해 더 많은 산소가 근육으로 운반된다.

수중 달리기

대부분의 주자에게 수중 달리기는 지상 달리기를 불가능하게 하는 부상을 입은 후 심폐 지구력을 유지하기 위한 재활 방법으로 소개되고 있다. 그러나 수중 훈련의 유일한 효과가 부상 재활이라고 생각해서는 안 된다. 수중 달리기(특히 깊은 수중 달리기[DWR])는 과다한 유산소 달리기 훈련에 동반되는 과사용 부상을 방지하는 데 아주 좋은 방법이다. 또한 수중 달리기에는 항력(drag)이 존재하기 때문에 전통적인 달리기 훈련에는 없는 저항 훈련의 요소가 포함되어 있다.

깊은 수중 달리기의 대안이 얕은 수중 달리기나, 그 효과는 자세와 파워의 개선인 경향이 있다. 이와 같은 효과도 중요하지만 얕은 수중 달리기에는 수영장의 바닥에 닿는 충격, 즉 충격 요소(물의 밀도에 의해 완화되는 요소이기는 하지만)가 포함되어 있기 때문에 대가가 따른다. 따라서 예로 하퇴부 부상에서 재활 중인 주자인 경우에 얕은 수중 달리기는 부상 위험을 초래할 수 있다. 보다 중요한 점은 얕은 수중 달리기에서는 발을 디디기 때문에 균형과 자세를 잡기가 더 쉬우므로 몸의 중심을 잡기 위해 동원되는 중심부(core) 근육이 깊은 수중 달리기의 경우보다 더 적게 동원된다는 것이다. 아울러 바닥에 닿는 순간은 깊은 수중 달리기에는 존재하지 않는 휴식기가 된다. 그래서 여기서는 우리의 목적상 모든 수중 훈련 운동은 깊은 수중 달리기에 초점을 둔다.

깊은 수중 달리기 운동을 할 때에는 적절한 체위가 중요하다(그림 10-1). 수심은 신체의 대부분이 잠길 정도로 충분해야 한다. 어깨의 맨 위, 목과 머리만이 수면 위로 나와야 한다. 발이 수영장의 바닥에 닿아서는 안 된다. 아울러 주자는 수영선수의 경우보다 제지방체중(lean body mass, LBM)이 더 나가는 경향이 있어 부력이 덜하므로 부양 장비가 필요하다. 부양 장비를 착용하지 않으면 체위가 흐트러지며, 이에 따라 계속 몸을 띄우기 위해 상체와 팔의 근육이 지나치게 강조될 수도 있다.

일단 물에 뜨면 지상 달리기의 경우와 비슷한 체위를 취한다(깊은 수중 달리기에서 '잘못된' 체위의 예로 그림 10-2 참조). 특히 적절한 자세를 잡으려면 머리는 중앙에 두고, 허리는 약간 앞으로 기울이며, 가슴은 활짝 펴고(확장시키고), 어깨는 뒤로 당긴다(앞으로 돌아가지 않아야 한다). 팔꿈치는 90도로 구부리며, 어깨가 팔의 움직임을 추진한다. 손목은 중립 자세로 두며, 손은 꽉 쥐지는 않지만 물의 저항을 헤치고 나아가기 위해 지상에서 달릴 때보다는 더 닫혀 있어야 한

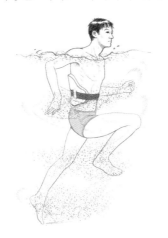

그림 10-1. 깊은 수중 달리기에서 적절한 체위

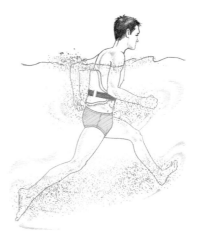

그림 10-2. 깊은 수중 달리기에서 잘못된 체위

다. 리스트 컬과 리버스 리스트 컬(제7장 참조) 운동을 해서 기른 근력이 이러한 측면의 체위를 촉진할 수 있다.

깊은 수중 달리기에서 다리의 동작은 물의 밀도로 인한 저항을 극복하기 위해 필요한 추진력 때문에 보통의 유산소 달리기보다는 오히려 속도가 더 빠른 달리기에 유사하다. 무릎은 엉덩이가 약 75도 각도를 이룰 때까지 위로 올려야 한다. 그러고는 다리를 아래로 내려 거의 완전히 신전시킨 다음(과신전은 피함) 둔부 바로 아래로 당겨 올린다. 그런 후 이 과정을 다른 쪽 다리로 반복한다.

깊은 수중 달리기의 보행주기에서 발은 무릎을 위로 올릴 때의 굴곡이 없는 상태(평평한 표면에 서 있다고 생각하라)에서 무릎이 완전히 신전되었을 때의 약 65도 족저굴곡(발가락이 아래로 향함) 상태로 자세가 변화한다. 저항에 대항해 이렇게 발을 움직이면 달리기 자세의 역학이 원활해지고 아울러 항력으로 인한 저항을 극복한 결과로 관절 안정성과 근력이 촉진된다.

부자연스러운 훈련 환경(수중) 및 팔과 다리를 저을 때 발생하는 저항으로 인해 깊은 수중 달리기 훈련 프로그램을 시작할 때에는 흔히 자세가 부적절하다. 특히 제1장의 B 동작에서 보듯이 앞쪽 다리를 똑바로 내리는 대신에 노 젖는 듯한 동작을 취하는 경우가 흔하다. 이러한 잘못은 물의 저항으로 인한 햄스트링의 피로 때문에 일어난다. 이를 바로잡기 위해서는 피로가 올 때 휴식을 취해야 하고 피로가 해소되는 시간 목표가 충족될 때까지는 또 다른 반복을 수행하지 않아야 한다. 밀어붙이려고만 해서는 안 된다. 그렇게 하면 체력이 길러지는 것이 아니라 자세가 나빠질 것이다.

그림 10-3은 지상 달리기 자세와 가장 흡사한 깊은 수중 달리기의 기법을 보여준다. 이는 깊은 물에서 훈련하면서 적절한 달리기 자세를 촉진하는 데 가장

좋은 기법이다. 무릎을 높이 올리는 대체 자세가 있으나(그림 12-4), 원래의 달리기 자세의 미묘한 차이를 모방한다는 측면에서는 덜 효과적이다. 대신 이 자세는 스테어 스텝핑 운동 기구에서 취하는 자세와 보다 흡사하다. 무릎을 들어 올리는 단계 이외에는 달리기 동작이 거의 없으므로 근육의 동원이 아주 적다.

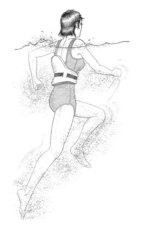

그림 10-3. 깊은 수중 달리기에서 전통적인 자세

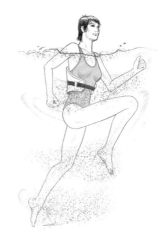

그림 10-4. 깊은 수중 달리기에서 무릎을 높이 올리는 자세

깊은 수중 달리기는 지상 달리기와 비슷하게 심박수를 상승시키기 때문에 효과적이다. 아울러 항력의 물리학 때문에 깊은 수중 달리기에서는 근육이 더 많이 동원되므로 지상 달리기의 경우보다 더 많은 근육을 강화하면서도 그러한 훈련에 동반되는 상응하는 과사용 부상을 일으킬 위험이 없다. 특히 깊은 수중 달리기가 아닌 달리기에서 발생하는 수많은 발의 접지로 인한 충격이 사라진다.

깊은 수중 달리기는 유산소 달리기, 젖산염 역치 훈련, 또는 VO_2max 노력의 대체 운동으로나 보완 운동(그날의 두 번째 달리기 운동처럼)으로 달리기 훈련 프로그램에 쉽게 통합된다. 속도는 보수(보폭의 수, turnover rate)의 증감을 통해 쉽게 조절될 수 있기 때문에, 심박수 또는 인지된 노력(perceived effort, 운동이 얼마나 힘들다고 느껴지는지의 정도로 운동 강도의 측정에 사용됨)에 따라 노력을 조정하기가 간단하다. 연구들에 따르면 수중 달리기에서 심박수는 지상 달리기에서의 경우보다 약 10% 더 낮은 것으로 나타났다. 그래서 수중 달리기에서 분 당 150회의 심박수는 지상에서 분 당 165회의 심박수에 해당한다. 또한 수중에서는 인지된 노력이 더 큰데, 근육이 보다 많이 동원되는 데다 수영장들은 대부분 수온이 더 따듯하기 때문이다.

대부분의 주자는 수영장에서 1시간 동안 달리는 것을 지루해하기 때문에, 우리는 수영장에서의 50분 달리기를 지상에서의 부담 없는 달리기를 대체하는 적절한 운동으로 추천한다. 파트렉(fartlek, 강도나 속도를 달리해 가면서 하는 훈련으로 인터벌 훈련의 한 형태) 및 인터벌형 노력을 깊은 수중 달리기 훈련에서 강조해야 하며, 아울러 착지로 인한 충격이 없기 때문에 지상에서 하는 스피드 훈련과 유사한 강도 높은 노력을 특정한 주에 여러 번 실시할 수 있다. 다음은 깊은 수중 달리기 운동의 2가지 예이다.

젖산염 역치 운동의 예

이 운동의 목표는 혈중 젖산염의 축적을 상승시키는 것이다. 이 운동을 반복하면서 각각의 반복을 마치면 1분의 휴식으로는 완전한 회복이 되지 않기 때문에 근육의 피로가 점점 더 쌓일 것이다. 그에 따라 이는 쉬운 운동이 아니며, 그렇다고 진정한 스피드 훈련도 아니다.

준비운동: 15분간의 부담 없는 달리기(easy running) 후 5K 경주 속도(인지된

노력)로 30초씩 4회 달리기

10K 경주 속도(인지된 노력)로 10분씩 2회 달리기와 회복을 위한 1분간의 조깅

10K 경주 속도(인지된 노력)로 15분간의 1회 달리기와 회복을 위한 1분간의 조깅

정리운동: 10분간의 부담 없는 달리기

VO₂max 운동의 예

이 운동의 목표는 5000m(5K) 경주에서의 노력과 유사한 모의훈련을 하는 것이다. 수영장에서는 같은 속도를 재현할 수 없기 때문에 이 운동은 인지된 노력을 강조한다. 이를 판단하기 위해, 심박수를 이용할 수 있으며, 아니면 젖산염 역치(LT) 검사를 통해 훈련 범위(training zone)를 알고 있으면서 방수(防水 waterproof) 심박수 모니터를 보유하고 있으면 정확한 노력으로 대체할 수 있다. 각각의 반복에서는 적절한 자세를 유지하기 위해 휴식을 가진다. 지상 달리기에서처럼 깊은 수중 달리기에서도 체위가 달리기의 효율성에 중요한 요소이다. 체위가 적절하면(앞서 이 장에서 그림과 함께 설명하였듯이) 운동의 생산성이 향상된다. 이 운동은 훈련된 주자에게는 중등도로 열심히 달리는 노력(moderately hard effort)을 그리고 초보자에게는 열심히 달리는 노력을 요한다.

준비운동: 15분간의 부담 없는 달리기 후 5K 경주 속도(인지된 노력)로 30초씩
4회 달리기

5K 경주 속도(인지된 노력)로 2분씩 5회 달리기와 회복을 위한 2분간의 조깅

5K 경주 속도(인지된 노력)로 3분씩 3회 달리기와 회복을 위한 3분간의 조깅

5K 경주 속도(인지된 노력)로 2분씩 3회 달리기와 회복을 위한 2분간의 조깅

정리운동: 10분간의 부담 없는 달리기

무중력 보행기

무중력 보행기(antigravity treadmill)는 주자의 다리를 둘러싸는 공기주머니를 부풀려(적절한 달리기 동작에는 지장을 주지 않음) 중력에 의해 체중이 가하는 부하를 일정한 비율로 줄임으로써 체중을 지지해준다. 체중 지지율은 부상 우려를 감안하거나 주자가 정상적으로 가능한 속도보다 더 빨리 달리도록 하기 위해 조정할 수 있다. 이러한 과정은 보다 느리고, 전통적인 지상 달리기 훈련으로는 일어날 수 없는 신경학적 변화와 심혈관 적응을 가능하게 한다.

예를 들어 훈련이 잘되어 있는 주자는 지상 트랙 인터벌 세션을 다음과 같이 수행할 수도 있다.

400m를 90초 달리고(마일 당 6분의 속도) 1분간의 회복, 8회 실시

반면 주자가 85%의 체중부하로 무중력 보행기를 사용하면 400m의 속도가 82~84초와 비슷해질 수도 있다. 체중부하가 15% 감소하였으므로 주자는 지상이나 전통적인 보행기에서 가능한 속도보다 더 빨리 달릴 수 있다. 이러한 속도 변화에 동반하는 신경학적 변화로 주자는 증가한 속도(생화학적 반응을 통해 호흡계 적응이 일어나기 때문이다)와 훨씬 더 증가한 보수(보폭의 수)에 모두 적응

할 수 있다. 보다 중요한 점은 착지 부하의 현저한 감소로 회복 시간도 줄어든다는 것이며, 이에 따라 주자는 더 짧은 시간에 보다 강도 높은 운동을 소화할 수 있다.

또한 무중력 보행기는 가령 발 부상에서 회복하고 있으면서 달리고자 하는 주자에게 유용한 기구가 된다. 이와 같은 상황에서 주자는 보통보다 더 빨리 달리기보다는 동일한 운동을 75%의 체중부하로 완료할 수 있으므로 체중의 착지 부하가 25% 감소한다. 그래서 이러한 경우에 무중력 보행기는 더 빨라지기 위해서가 아니라 부상에도 불구하고 속도와 체력을 유지하기 위해 사용된다.

물론 무중력 보행기는 대개 피트니스 센터가 아니라 물리치료 및 재활 센터에서 보게 된다. 3만 5,000달러에서 시작되는 이들 기구는 흔히 가정용으로도 구매되지 않는다. 그러나 무중력 보행기를 이용할 수 있으면 부상의 방지, 부상 후 재활과 경기력의 향상에 유용한 훈련 기구가 된다.

고지 훈련

해발 600m 이상의 고지에서, 순응되지 않은 주자의 경기력은 낮은 혈중 산소 수치 때문에 부정적인 영향을 받는다. 폐를 통해 혈액으로 들어가는 산소 수치가 낮은 이유는 높은 지역에 있는 산소가 적어서가 아니라 기압이 낮기 때문이다.

고지에서 살거나 훈련하는 주자에게 이 조건은 어떻게 도움이 될까? 먼저, 이 조건은 주자에게 도움이 되지 않는다. 사실 신체가 감소한 혈중 산소 수치에 적응할 때까지는 해수면 높이에서보다 고지에서 달릴 경우에 주파 시간이 훨씬 더 느리리라 예상할 수 있다. 특히 경기력이 VO$_2$max(강도 높은 훈련 중 운동자가 소비할 수 있는 최대 산소량)의 감소에 의해 억제된다. 다양한 연구가 해발 300m부터 매 300m 상승할 때마다 경기력이 2% 하락한다고 시사하고 있다(해발 300m까지는 감지할 만한 경기력의 변화가 없거나 거의 없다). 그러므로 해발 300m 이하에서 마일 당 7분의 주파 시간은 해발 1,500m에서 약 7분 34초에 해당하며, 마찬가지로 해발 300m 이하에서 마일 당 8분의 주파 시간은 해발 1,800m에서 8분 48초가 된다. 이는 큰 변화이며, 그에 따라 속도를 조절하지 않으면 큰 좌절감을 안기고 고통이 상당할 것이다.

그러나 수개월 훈련한 후에는 신체가 적혈구를 더 많이 생성하고(그래서 산소를 더 많이 운반하고) 모세혈관을 더 많이 발달시켜(그래서 적혈구의 증가를 수용해) 공기 중의 산소 부족에 적응한다. 아울러 폐도 더 커진다. 하지만 이러한 생리적 변화에도 불구하고 고지에서 장거리 운동 또는 경주를 위해 300m 이하에서와 동일한 주파 시간으로 달리는 것은 불가능하지는 않더라도 어렵다. 대신 고지 훈련의 효과는 해수면 높이에서 실시되는 경주와 훈련에서 찾아보게 된다. 일단 고도의 하락으로 기압이 증가하면, 고지에서 축적된 모든 효과가 그대로 남는다. 모세혈관, 적혈구와 산소가 더 많다는 것은 체력이 더 많다는 의미이다. 불행히도 이러한 효과는 오래가지 못한다(불과 수주).

고지 훈련의 조건을 반영하기 위해 제시된 하나의 방법은 훈련 중 저산소(산소 제한) 마스크를 사용하는 것이다. 그러나 어떤 연구도 이러한 접근법이 경기력에 도움을 준다는 점을 입증하지 못했다. 사실 이 방법은 마스크를 사용하지 않는다면 가능한 한 멀리 또는 빨리 달릴 수도 있을 사용자의 능력을 제한해 경기력을 저하한다. 장거리 주자가 그러한 마스크를 운동용으로 오래 사용한 후 생리적 적응이 일어난 적은 없으므로 착용하지 않는 것이 타당한 듯하다.

기타 대체 훈련

유산소 훈련의 모든 대체 유형(사이클링, 수영 등)은 유산소 능력과 근육신경 발달을 증가시켜 주자에게 유익할 수 있다. 크로스핏(Crossfit) 및 HIIT(high-intensity interval training) 운동을 지도하는 일부 전문가들은 이들 운동이 주자의 경기력을 향상시킨다는 주장을 제기하였다. 그러나 이러한 주장은 엄밀한 동료 평가 심사를 거치지 않았으며, 일부 주자의 경우에는 다른 유형의 달리기 훈련이 성공을 가져올 것이다.

궁극적으로 신체는 자극의 변화에 적응한다. 더 나은 주자가 되기 위해서는 이전보다 조금 더 멀리 또는 조금 더 빠르게 달려야 한다. 이러한 달리기는 수영장, 무중력 보행기, 또는 고지에서(혹은 고지에 있는 수영장 또는 무중력 보행기에서) 실시할 수 있다. 우리가 제안한 근력 훈련 프로그램을 추가하면 우리가 거론한 모든 이유로 인해 확실히 달리기 경기력에 도움이 될 것이다. 그러나 잘 구상된 대체 유형의 근력 훈련도 다른 자극을 제공해 유익한 것으로 입증될 수도 있다. 결국 주자는 훈련 유형의 실험자이다. 이 책에 설명된 것들처럼 최선의 훈련들은 대다수의 주자에게 최선이나, 주자는 각자마다 독특하므로 자신의 독특함을 이해하는 것이 가장 효과적으로 훈련하는 방법을 이해하는 데 중요하다.

장비와 기술 발전

GEAR AND
ADVANCEMENTS

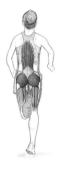

주자가 제4장에서 제8장까지 소개된 운동들로 근력 훈련 프로그램을 수행하고, 자신의 훈련을 제2장에서 설명한 원칙에 맞추며, 제9장에서 소개한 부상 방지 운동을 실시한다 하더라도 여전히 달리기 경기력을 향상시키려는 노력은 좌절을 맞볼 수 있다. 그 이유는 자신의 발 유형에 맞지 않는 훈련화 또는 보조기구(orthotic device)를 착용하는 경우처럼 단순한 것일 수 있다. 그러므로 이 장에서는 러닝화가 어떻게 그리고 왜 특정한 생체역학에 맞춰 제작되고 주자가 어떻게 자신의 특정한 요구에 맞는 신발과 보조기구를 선택할 수 있는지에 대해 살펴본다. 또한 기술이 하는 역할도 살펴보는데, 이는 달리기 세계에서는 단순한 유행이 아니다.

왜 러닝화를 신는가?

러닝화는 달리기에 효과적인데, 생체역학적으로 미묘한 차이가 있고, 지형 특이적이며, 착지 순간 가해지는 체중의 3~4배가 되는 하중을 지탱하도록 설계 및 제작되기 때문이다. 러닝화는 인간의 발 모양에 따라 제작된 형틀인 '신골(last)'에 맞춰 디자인된다. 신발의 마네킹 격인 신골은 모양이 곧은 것에서 휘어진 것까지 있고 휘어진 것도 그 정도가 다양해 주자의 다양한 발 모양에 맞는 신발이 제작될 수 있다.

또한 신골이란 용어는 신발의 제작에서 신골에 둘러 당겨 내린 갑피(upper, 신발의 바닥을 제외한 윗부분)를 중창(midsole)에 부착하는 데 사용되는 기법을 나타내기도 한다. '슬립 신골형(slip-lasted)' 기법은 갑피를 중창의 중앙을 따라가며 서로 꿰매거나 중창의 양옆을 둘러 가며 중창에 직접 꿰매는 방식으로 유연성이 장점이다. 반면 '판재 신골형(board-lasted)' 기법은 중창 위에 발뒤꿈치부터 발가락까지 보강 판재를 대는데, 안정성이 가장 우수하지만 현재는 신발 제작에 거의 사용되지 않는 방식이다. '혼합 신골형(combination-lasted)' 기법은 발의 뒷부분에는 판재 신골형을, 앞부분에는 슬립 신골형을 사용하는 방식으로 안정성과 유연성을 동시에 제공한다.

휘어진 슬립 신골형 신발은 족궁이 더 높고 경직된 발을 위해 고안된 반면, 곧은 혼합 신골형 신발은 족궁이 더 평평하고 보다 유연한 발을 위해 고안됐다. 평발은 족궁이 높은 발의 경우보다 더 회내 되는(즉 후족부가 안쪽으로 더 기울어지는 현상으로 거골하관절에서 일어나는 동작임) 경향이 있다. 이러한 회내의 속도와 정도는 곧은 신골형 신발을 사용하고 중창에 내장된 안정성 장치의 보조를 받으면 제한할 수 있다. 반면 과소회내를 보이는 주자는 휘어진 또는 약간 휘어진 슬립 신골형 신발을 착용해야 하는데, 이렇게 하면 발이 가능한 한 많이 회내를 일으킬 수 있어 충격의 흡수에 도움이 된다.

많은 주자가 자신의 발이 어떤 유형인지를 모르기 때문에 신발을 고를 때 실수를 한다. 예를 들어 과소회내를 보이는 주자가 안정성을 제공하는 신발(안정화)을 신고 훈련하면 종아리 통증, 아킬레스건염과 장경인대 증후군 같은 예측 가능한 부상을 일으킬 것이다. 반면 과다회내를 보이는 주자가 충격흡수만 제공하는 신발을 신고 훈련하면 발, 경골과 내측 무릎에서 피로 손상(골절을 포함)을 일으킬 가능성이 있다. 러닝 전문점의 자격 있는 직원이라면 아마도 트레드밀의 도움을 받아 대부분의 주자에게 발의 생체역학을 평가해줄 수 있을 것이다. 그런 다음 직원은 적어도 이론상 부상을 방지하고 달리기를 즐겁게 해주는 여러 신발 모델을 추천해줄 수 있다.

간혹 발의 평가는 동작을 육안으로 명확히 볼 수 없기 때문에 까다로운데, 이와 같은 경우에 발의 정확한 움직임을 확인하기 위해 고속촬영 카메라가 필요할 수도 있다. 그러나 이러한 필요는 드물고 여가로 달리기를 하는 사람들은 훈련의 양과 속도가 비교적 낮아 대개 그 필요성을 느끼지 못한다. 마지막으로 생체역학은 변화할 수 있다. 일단 교정된 것은 더 이상 문제가 되지 않을 수도 있지만 새로운 문제가 발생할 수도 있다.

20세기 러닝화의 역사

20세기를 통해 러닝화의 역사는 스폴딩(Spalding)이란 회사가 장거리용 러닝화를 출시한 것으로 시작된다. 이 회사는 1908년 미국의 올림픽 마라톤 대표팀에게 자사 모델의 러닝화를 후원하였으며, 이 신발의 성능을 관찰하고는 이듬해 마라톤용 신발 제품을 만들었다. 신발은 목이 길거나 짧았고 바닥은 순전히 고무로, 갑피는 가죽으로 제작하였으며 "장거리 경주에서 발을 다치지 않게 신발 안쪽도 완전히 마무리됐다"고 홍보했다. 5년이 지나지 않아 신발창은 고무에서 가죽으로 대치되었으며, 간헐적이긴 하였지만 러닝화의 연구와 마케팅이 본격적으로 시작됐다.

스폴딩이 계속해서 자사의 러닝화 모델을 손보기는 하였지만, 1908년 런던 올림픽의 마라톤에 의해 촉발된 러닝화에 대한 호기심은 트랙용 스파이크화, 특히 독일의 다슬러(Dassler) 형제가 제작한 운동화에 대한 매료로 바뀌었다. 1936년 베를린 올림픽에서 제시 오언스(Jesse Owens)가 착용하였던 스파이크화는 부드러운 가죽 갑피를 딱딱한 가죽 신발창에 꿰매고 '못'을 창에 영구 장착해 흙으로 된 트랙에서 접지력(traction)을 제공하는 수준에 지나지 않았다.

러닝화의 생산에 다시 관심을 갖게 된 것은 미국에서 1960년대 중반에서 1970년대 중반까지였으며, 이에 따라 러닝 전문 산업의 시대가 도래했다. 일본에서 타이거(Tiger) 러닝화가 수입되어 경쟁에 직면하자 하이드(Hyde), 뉴 밸런스(New Balance), 나이키(Nike) 등 기타 회사는 모두 본격적인 러닝화를 생산하기 시작했다. 새로운 운동화는 더 높은 굽, 중창 완충재와 나일론 갑피를 특징으로 하였다.

일부의 경우에 신발이 잘 만들어졌지만 대부분의 경우에는 그렇지 못했다. 1970년대 후반에 러닝 전문 월간 잡지 〈러너스 월드(Runner's World)〉가 러닝화에 대해 실험실 검증을 시작하였다. 그러자 제조사들은 신발의 질을 개선하지 않으면 시장 점유율을 잃을 처지에 놓이게 됐다. 이에 따라 회사들의 사고방식이 변화해 극심한 경쟁의 시대가 열렸고(이는 오늘날까지도 계속되고 있다) 충격흡수, 안정성과 내구성이 뛰어나면서 착화감이 탁월한 데다 보기에도 좋은 신발이 공급되게 됐다(현재 가장 믿을 만하고 광범위한 신발 리뷰는 Solereview이다).[8]

러닝화의 구성요소

러닝화를 선택할 때에는 생체역학과 착화감이란 측면에서 모두 적합한 신발을 구하는 데 강조점을 두어야 한다. 이들 측면의 어느 한쪽이 결여되어 있으면 부상을 초래할 수 있다. 아울러 신발이 고가라고 성공을 보장하지 않는다는 점을 기억해야 한다. 어떤 주자에게는 값비싼 신발이 경기력에 도움을 주지 않으면서 돈만 축낼 수도 있으며, 또 다른 주자에게는 같은 신발이 비싸기는 하지만 완벽할 수도 있다. 신발의 올바른 선택은 발의 유형, 모양과 생체역학에 달려 있다.

갑피

러닝화의 갑피(upper, 그림 11-1)는 발등과 발의 양옆을 덮고 있는 부분이다. 갑피는 여러 조각의 천을 서로 꿰매거나 접착제로 붙여 만들거나 또는 한 조각의 소재로 이음새 없이 만들 수 있다. 현재의 러닝화는 모두 통기성, 편안함과 무게 감량을 위해 합성 소재(나일론)로 만든다. 가죽은 무게, 비용, 통기성 결핍과 반복 사용 후 변형 때문에 더 이상 사용되지 않는다.

갑피의 앞부분은 '토 박스(toe box)'라고 한다(그림 11-2). 토 박스의 모양은 신발의 신골에 따라 잡히나, 그 스타일은 신발 착용자의 요구에 맞추기 위해 신발 디자이너에 의해 결정된다. 최근에 제작되는 많은 신발의 토 박스는 발의 용적이 증가한(발이 더 길고 넓으며 커진) 현상을 수용하기 위해 과거보다 더 넓어지고 깊어졌는데, 이러한 현상이 보다 보편화한 것은 제2차 달리기 붐이 일자 여가로 달리기를 하는 체격이 큰 주자들이 보다 많아졌기 때문이다. 갑피의 중족부는 신발 끈을 묶는 방식과 함께 또는 독립적으로 디자인해 갑피의 다양한 피팅이 가능하도록 할 수 있다. 간혹 회사들은 갑피의 피팅을 개선하고 달리기 도중 발에 온점(hot spot, 마찰로 인한 피부의 초기 발적으로 수포가 형성되기 전의 상태)이 발생하지 않도록 하기 위해 외관상 비대칭적으로 끈을 묶는 패턴을 시도한다.

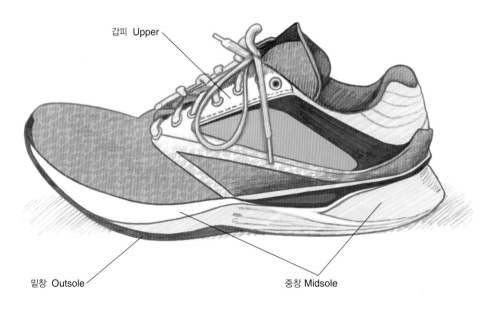

그림 11-1. 신발의 옆모습: 갑피, 중창과 밑창.

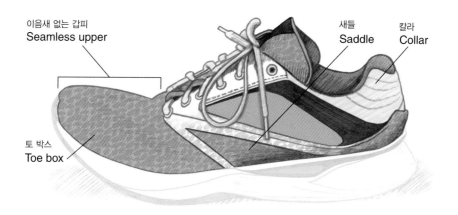

이음새 없는 갑피
Seamless upper

새들
Saddle

칼라
Collar

토 박스
Toe box

그림 11-2. 갑피

신발 갑피의 디자인이 신발의 착화감을 결정한다. 즉 길이란 의미에서가 아니라 신발이 어떻게 발을 감싸는지라는 측면에서 그렇다. 이러한 요인은 중요한데 착화감이 부적절하면 주자의 생체역학적 요구가 충족되지 않을 수도 있기 때문이다. 신발은 딱 들어맞아야만 안정성, 동작 제어 및 충격흡수의 측면에서 설계된 대로 기능할 수 있다. 예를 들어 갑피가 중족부에서 너무 헐렁하면 내측 받침 물이 존재하더라도 과도한 회내가 일어날 수 있다. 다시 말해 적절한 착화감이 결여되면 회내를 제한하도록 설계된 안정성 장치가 효과를 발휘하지 못할 수도 있다. 그러면 주자가 자신의 발 유형에 맞도록 설계된 신발을 착용할지라도 손상을 일으킬 수 있다(이 경우에는 경골 통증).

이와 같은 상황은 신발을 구입할 때 흔히 실망을 초래하는데, 권유와 지침을 따랐음에도 여전히 통증이 진정되지 않는 데서 오는 혼란 때문이다. 이 점을 염두에 둔 채, 신발의 구입을 위한 일반 지침을 소개하면 다음과 같다. 즉 신발이 자신의 발에 잘 맞지 않으면 생체역학적인 측면에서 자신의 발 유형과 일치하는지에 상관없이 자신에게 최선의 신발이 아니다. 예를 들어 경미한 과다회내를 보이는 주자(안정화가 적합한 사람)인 경우에 완벽하게 맞는 쿠션화가 너무 헐렁한 부드러운 안정화보다 더 안정적이라고 할 수 있다.

적절한 착화감과 함께, 갑피 소재에 내장된 힐 카운터(heel counter, 그림 11-3)는 달릴 때 견고하고 부드럽게 안정적인 착지감을 보장해준다. 힐 카운터는 후족부를 안정화하는 단단한 플라스틱 장치로, 발이 발뒤꿈치 접지, 중족부 입각기(과도한 회내 방지), 전족부 회외(전족부가 바깥쪽으로 기우는 것)와 발의 작은 발가락에서 발가락 떼기란 정상적인 주기를 거치도록 돕는다. 힐 카운터는 과소회내를 보이는 주자용으로 제작된 신발에서 제거할 수 있으나, 그러면 종골의 움직임이 증가하고 그에 따라 아킬레스건을 당기기 때문에 아킬레스건염을 일으킬 가능성이 증가한다.

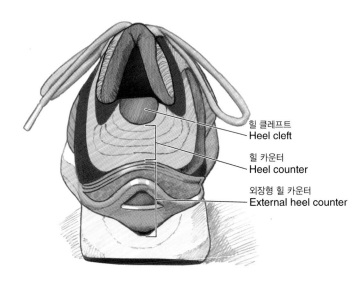

힐 클레프트
Heel cleft

힐 카운터
Heel counter

외장형 힐 카운터
External heel counter

그림 11-3. 힐 카운터와 힐 클레프트

중창

러닝화의 중창(midsole, 그림 11-4)은 EVA(ethylene vinyl acetate) 또는 고무화 EVA로 만들어지며, 이러한 소재는 발의 접지 시 충격을 흡수하거나 신발의 착지감을 안정화하기 위해 사용된다. 1970년대 초 폴리우레탄(밀도가 보다 높고 더 무겁다)과 경쟁하는 완충재로 개발된 EVA는 기타 특허 완충재(예로 공기와 젤) 및 공학 디자인(예로 wave plate, footbridge, cantilever, truss system 등)과 접목되어 발의 접지 시 생성되는 충격을 최소화하고 발을 정상적인 경로로 유도하는 데 사용되어 왔다.

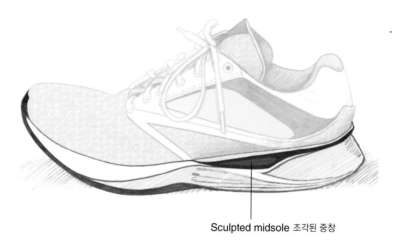

Sculpted midsole 조각된 중창

그림 11-4. 중창

신발 제조사들은, 알맞게 부드러운 착지감과 압박(이는 신발의 수명을 제한한다)을 견뎌내는 내구성을 제공하는, 궁극적인 소재를 오랫동안 추구해왔다. 현재 러닝화의 적정한 기대 수명은 560~800㎞이다. 가령 1,200㎞ 정도를 지속적으로 편안하게 달릴 수 있도록 해주는 중창이 개발된다면 주자와 그 소재의 특허를 취득한 제조사에게 모두 이득이 될 것이다.

현재의 고무화 중창은 1970년대의 '시트' 같은 이전 EVA 중창에 비하면 충격흡수가 현저히 더 우수하나, 소재의 생산에 환경 비용이 동반된다. 특히 전통적인 EVA 중창은 완전히 생분해되는 데 약 1,000년이 걸린다. 일부 러닝화 제조사는 일부 중창을 '그린'(친환경적)이라 홍보하고 있는데, 이러한 중창이 전통적인 매립지 환경에서 50배나 더 빨리 분해되기 때문이다.

대부분의 주자는 신발의 교체 시기를 판단하기 위해 밑창(outsole)을 살펴보지만, 문제는 실제로 중창에 달려 있다. 러닝화의 밑창이 현저한 마모를 보일 정도로 닳았을 즈음이면 충격흡수를 제공하는 중창의 기능이 오래전부터 저하되었을 것이다. 중창은 착지의 충격을 흡수하고 완화하는 기능을 한다. 전형적인 30분간의 달리기에서 그와 같은 착지는 약 2,700번 느껴진다. 이 수치에 착지 순간 가해지는 주자 체중의 3~4배에 달하는 하중을 곱해야 하므로, 두께가 5㎝에 불과한 EVA 웨지(wedge, 조각물)가 신발이 교체되기 전에 이러한 달리기 훈련을 약 150회나 견딜 수 있다는 것은 놀라운 일이다.

중창은 신발에서 회내를 방지하기 위해 고안된 다양한 안정성 장치가 포함되어 있는 부분이다. 이러한 장치는 항상 신발의 내측, 대개 족궁과 발뒤꿈치 사이에 위치하는데, 그 위치가 발의 회내를 일으키는 주요 관절인 거골하관절(subtalar joint)에 가깝기 때문이다. 간혹 신발은 전족부를 받치는 웨지(forefoot posting)가 포함되어 생산되나(전족부의 후기 회내를 방지하기 위해), 이는 비전통적인 디자인이다. 신발의 외측에는 절대로 웨지가 포함되지 않는데, 과소회내를 보이는 주자인 경우에 불필요하고(쿠션화가 필요에 따라 발의 회내가 일어나도록 해준

다) 회내를 보이는 주자인 경우에는 비생산적이기 때문이다(이런 주자에게 회내의 속도와 크기를 증가시키면 경골의 불편을 증가시킨다).

한동안 신발 제조사들은 중창의 궁극적인 소재는 EVA의 상대적으로 부드럽고 편안한 착지감을 폴리우레탄(인기를 잃은 옛 소재)의 탄력성 및 내구성과 결합한 소재가 될 것이라고 생각해왔다. 최근에 아디다스는 특허를 취득한 부스트(Boost) 물질로 위 2가지 소재의 정곡을 찔렀으며, 부스트는 회사의 모든 경기력 증진용 러닝화에 채용되고 있다. 이에 대응해 경쟁사들도 요구되는 반응성과 내구성을 겸비하는 자사 나름의 특허 물질을 발견하기 위해 서두르고 있다. 이와 같은 상황은 경쟁으로 수준이 높아질 때 소비자가 이득을 본다는 점을 보여주는 딱 좋은 예이다.

밑창

러닝화의 밑창(outsole, 그림 11-5)은 1908년 스폴딩이 제작한 마라톤 운동화의 고무 소재 이래로 현저히 진화해왔다. 밑창(도로와 접촉하는 신발 부분)은 탄소와 발포 고무 합성물로 만들어져 내구성과 아울러 적절한 유연성을 제공한다. 대부분의 주자는 외측 발뒤꿈치로 접지하기 때문에, 제조사들은 내구성이 가장 우수한 탄소 고무를 이 부분에 사용해 밑창의 수명이 오래 지속되도록 한다. 탄소 고무로 증진된 내구성에도 불구하고 대부분의 주자를 보면 신발의 이 부분에서 여전히 과도한 마모를 보인다. 이러한 마모는 예견된 것이고 과다회내 또는 과소회내 성향을 나타내지 않는다. 그것은 그저 주자가 발뒤꿈치로 접지한다는 의미이다.

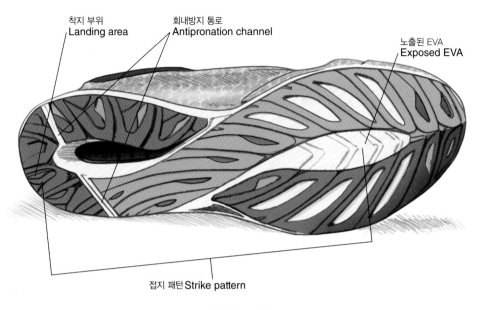

착지 부위
Landing area

회내방지 통로
Antipronation channel

노출된 EVA
Exposed EVA

접지 패턴 Strike pattern

그림 11-5. 밑창

밑창이 신발의 전족부에서 완전히 닳아 구멍이 나면 중창의 충격흡수 기능은 오래전에 저하된 것이며, 신발은 충격을 흡수하는 장비로서는 쓸모없게 된다. 신발의 밑창은 중창의 충격흡수 기능보다 훨씬 더 오래가기 때문에, 밑창의 마모 정도를 기준으로 러닝화의 교체 시기를 판단하는 것은 잘못된 방법이다.

신발의 수명을 가늠하는 최선의 방법은 그리 계산을 요하지 않는다. 달리기 일지를 작성하거나 혹은 간단히 매주 달린 거리를 추산하고 여기에 훈련한 주의 수를 곱하면 신발을 신고 달린 거리를 알 수 있다. 약 560㎞를 달린 후, 이전에 경험하지 못하였던 아픔 또는 통증이 다리에서 나타나기 시작하는 시점에서 신발을 교체한다. 반면 신발 모델이 주자의 생체역학, 체중, 유연성, 또는 발 모양(최선의 신발을 결정하는 요인들)과 맞지 않으면 그 신발을 신고 달리기를 시작한 지 160㎞ 이내에 불편이나 부상이 발생한다. 그러므로 맞지 않는 신발과 그저 닳

아버린 신발을 혼동하는 경우는 드물 것이다.

신발 제조사들은 편안함과 내구성을 향상시키기 위해 신발 밑창의 접지 경로(strike path)와 고무의 표면 패턴을 끊임없이 변경한다. 이러한 목표들은 가치가 있는 듯하지만, 신발 디자인에서 미적인 면의 역할도 무시할 수 없다. 디자인과 개발의 모든 단계에서 신발의 미적인 면(소비자에게 호소하는 신발의 매력)을 신발 제작의 실용성 및 달리기를 위한 신발의 효과성과 견주어보아야 한다. 흔히 신발의 미적인 면이 우선시되며, 값비싼 광고 캠페인을 통해 대대적으로 홍보된 신발이 경기력 면에서는 형편없는 것으로 판명되기도 한다.

안창과 보조기구

주자는 부상의 방지를 돕는 편안한 신발을 신고자 하나, 러닝화는 맞춤형 제품이 아니기 때문에 착화감에 관해서라면 항상 어느 정도의 타협이 요구될 것이다. 개별 주자의 발은 독특하기 때문에(그리고 심지어 양발이 서로 대칭을 이루지 않기 때문에) 러닝화의 착화감과 기능을 증진시키기 위해 흔히 조정이 필요하다. 이러한 목적을 위해 주자는 안창(insole)과 보조기구(orthotics)를 활용한다.

각각의 러닝화에는 안창이 있다. 안창은 EVA로 만들어지거나 편안함(충격흡수)을 증진시키고 착화감을 촉진하기 위해 EVA와 결합된 또 다른 소재로 만들어진다. 안창은 제조에 50센트도 들지 않으며, 거의 쓸모없다. 또한 안창은 합당한 이유로 제거할 수 있다. 실제로 대부분의 주자는 안창을 제거하고 충격흡수 또는 안정성이 보다 우수하고 인간의 발 모양과 어느 정도 유사한 안창으로 대체한다. 사실 지난 10년 동안 일반 안창 대체품이 러닝 전문점에 상당한 수입을 안겨줬다. 그러한 전문점의 확산은 안창 소매점을 증가시켰으며, 이에 부응해 안창 제조 업체들은 30달러 이내의 질 좋은 제품을 생산하게 됐다.

애초에 그저 130달러짜리 러닝화를 살 수 있는 상황에서 신발에 100달러, 개인별로 적합한 일반 안창에 30달러를 쓰는 것은 쓸데없는 짓인 것처럼 보일 수도 있다. 그러나 안창의 진정한 가치는 신발을 주자의 발에 맞춤화하는 기능에 있다. 따라서 개인별로 적합한 30달러짜리 안창이 구비된 100달러짜리 신발이 130달러짜리 신발의 경우보다 완벽한 착화감에 더 가깝다고 느껴지는데, 그것이 주자 자신의 발을 본뜬 형틀로 만든 신발과 보다 흡사하기 때문이다. 더욱이 반맞춤형 안창은 착화감을 도울 뿐만 아니라 나쁜 생체역학의 교정에도 도움이 된다. 예를 들어 안창에 웨지를 받치면 회내 요인 또는 높은 족궁을 보정해 족저근막염의 예방에 도움이 될 수 있다.

이와 같은 일반 안창은 좋은 효과를 보이지만 모든 주자에게 그런 것은 아니다. 많은 주자가 개인별로 적합한 안창 없이도 달릴 수 있는데, 훈련으로 악화될 주요 생체역학적 문제가 없기 때문이다. 그러나 많은 거리를 달려왔거나, 훈련 양이 많거나, 또는 만성 손상이 있는 주자인 경우에는 안창이 실용적인 대안이다.

개인별로 적합한 일반 안창으로 효과를 보지 못하는 주자인 경우에 다음 조치는 족부전문의(podiatrist)나 공인 페도티스트(pedorthist: 족부기공사, 족부관리사)와 같은 전문가를 찾아가 맞춤 보조기구를 구입하는 것이다. 보조기구는 해부학적 또는 생체역학적 이상을 교정하도록 되어 있다. 이론상 보조기구는 달리기에 의해 촉발된 운동 사슬의 증상들을 동반한 불균형 또는 약화를 완화하기 위해 발의 접지를 조정한다. 보조기구는 효과적인가? 때로는 그렇다.

족부전문의나 공인 페도티스트를 찾아갈 때에는 보조기구가 제작되기 전에 다음과 같은 절차를 거친다고 예상해야 한다. 먼저, 전문가는 달리기 관련 부상, 착용한 신발과 시도한 치료법에 관해 철저히 이력을 청취할 것이다. 다음, 전문가는 다리 길이를 측정하고 관절 가동성을 평가할 것이다. 엑스레이 촬영을 할 수도 있지만 흔히 필요하지 않다. 발을 평가한 후 전문가는 발의 석고본을 뜨게 되는데, 각각의 발을 중립 자세로 두고 석고에 적신 거즈 띠로 발을 감을 것이다.

가장 중요한 단계는 발을 중립 자세로 두는 것이다. 보조기구의 목표는 교정하는 것이기 때문에, 발이 중립 자세로 있어야만 주형(cast)이 이루어져야 할 교정을 보여주게 된다. 필요한 교정은 현재 주자의 발과 주자의 발이 중립일 때의 적절한 자세 간의 차이로 나타난다. 이러한 주형을 보조기구 제작실로 보내면 기사가 주형을 평가하고 몇 가지를 더 측정한다. '음각 주형(negative cast)'으로부터 석고로 된 '양각 모델(positive model)'이 만들어지고 의사가 제공한 사양서에 따라 변경이 가해진다. 이와 같은 양각 모델을 토대로 보조기구가 제작된다.

경질 보조기구(hard orthotic)는 열가소성 소재로 제작되고 완충재로 채워진다. 이러한 보조기구는 내측을 4도 이내로 받쳐 중간 입각기 때 발이 중립으로 위치하도록 돕는다. 이 보조기구는 합성 소재로 된 얇은 층으로 덮여 있다. 반면 조절성 보조기구(accommodative orthotic)라고도 하는 연질 보조기구(soft orthotic)는 받침형 보조기구라기보다는 맞춤형 족궁 지지기에 더 가깝다. 이 보조기구의 의도는 회내에 대한 내측 안정화를 제공하기보다는 족궁이 높고 경직된 주자를 위한 족궁의 지지를 제공하는 것이다.

달리기 보조기구는 대개 발의 전체 길이(전장)로 제작되어 신발의 안창을 대체한다. 그러나 제작실이 3/4 길이의 보조기구를 제공하는 경우가 흔하다. 후족부 동작과 관련된 문제들은 대부분 3/4 길이의 보조기구로 완화될 수 있기 때문에,

논리적으로는 그에 따라 무게도 감량되어 반가운 일인 듯하다. 불행히도 발의 아래로 표면이 연속적이지 못해 주자가 보조기구의 나머지 부분을 채우기 위해 자기 나름의 장치를 제작한다. 이러한 이유에 따라 발의 전장으로 제작된 보조기구를 구입하는 것이 최선이다.

보조기구가 잘 제작되었는지를 알아보는 기준은 2가지이다. 그것이 러닝화에 편안하게 맞는가?(그 러닝화가 자신이 이전에 착용하던 신발과 다르고 더 크다고 할지라도) 또한 보조기구가 목적인 달리기 관련 부상을 방지하면서 기타 부상을 유발하지도 않는가? 대답은 모두 확실히 예스이어야 한다. 그렇지 않다면 의사에게 연락해 후속 예약을 잡아 보조기구를 재평가해야 한다.

보조기구와 러닝화를 서로 맞추는 과정은 예술과 과학의 결합을 요한다. 경질의 교정 보조기구를 사용할 경우에는 보조기구를 잘 감싸고 착화감이 좋은 중립 쿠션화이면 과다회내로 인한 부상을 방지하기에 충분할 수도 있다. 경질의 교정 보조기구를 사용하더라도 여전히 안정화(안정성을 제공하는 신발)가 필요할 경우에는 발을 과도하게 받칠 가능성을 피하도록 주의해야 한다. 안정화와 교정 보조기구를 조합하는 것은 장경인대 증후군을 보이는 주자에게 하나의 가능한 처방이다. 이 증후군은 발의 접지 시 발의 외측면에 의지하는 과소회내 주자에게 일반적으로 동반되는 부상으로, 발에서 엉덩이까지 외측으로 모든 근육과 연조직의 긴장을 초래한다. 하지만 무릎의 외측에서 통증이나 엉덩이 부위에서 긴장의 첫 징후가 포착될 경우에는 안정화와 교정 보조기구의 조합은 재고해보아야 한다.

조절성 보조기구를 사용하는 과소회내 주자는 계속해서 쿠션화를 착용해야 한다. 한 가지 주의할 점(보조기구를 사용하는 과다회내 주자도 마찬가지이지만)

은 보조기구를 러닝화에 맞춰 넣기 위해서는 반 사이즈 정도 큰 신발이 필요할 수도 있다는 것이다. 이 보조기구는 신발에 딸려 나온 안창을 대체하나, 부피가 더 크므로 적절히 맞아야 이 기구가 달리기 중 촉진하도록 되어 있는 생체역학이 원만히 작동할 수 있다.

잘 설계되고 제작된 러닝화 또는 보조기구의 궁극적 목표는 편안하고 부상 없는 달리기를 촉진하는 것이다. 이러한 목표가 착지 순간 가해지는 부하를 감소시키기 위해 강화된 충격흡수, 거골하관절에 의해 일어나는 회내를 제한하기 위해 내측 웨지를 추가하는 안정성 장치, 그리고 발뒤꿈치 접지로부터 중간 입각기로의 이행을 수월하게 하는 EVA 밀도 등의 특징을 갖추게 되는 이유이다. 사실 적절한 신발 및 보조기구(주자의 생체역학적 요구에 맞춘 것)를 제4장과 제5장에 소개된 하퇴부 및 발을 위한 근력 훈련 프로그램과 접목해 모든 다리 및 발 부상을 방지해야 한다.

하나 주의할 점은 러닝화와 보조기구가 그 주인이 되는 발에 적합해야 하고 충격흡수, 안정성, 또는 조절성이 저하되면 교체해야 한다는 것이다. 일반적으로 러닝화의 수명은 최소한 560㎞ 지속되고, 대체용 안창은 두 번째 구입하는 신발까지 가며, 맞춤형 보조기구의 수명은 최소한 2년간 지속될(커버는 교체해야 할 수도 있다) 것이다. 러닝 전문점에서 일하는 숙련된 직원의 도움을 받으면 주자는 발 유형에 적합한 러닝화를 고르고 맞춤형은 아니지만 보조기구와 비슷한 수준의 보호를 제공하는 발에 적합한 일반 안창을 고를 수 있다.

러닝화 또는 보조기구의 효과는 생체역학뿐만 아니라 착화감에도 달려 있다. 주자에게 생체역학적으로 맞게 잘 제작된 신발이라도 발에 맞지 않으면 올바로 기능하지 못할 수도 있다. 신발을 구입할 때에는 신발이 너무 길거나 짧지 않고 너무 넓거나 좁지 않도록 한다. 발은 중력으로 인해 낮 동안 붓는 경향이 있으므로, 아침 일찍 보다는 오후 늦게 신발을 신어보도록 권한다. 또한 신발과 삽입된 보조기구의 조합이 주는 착화감이 재현되는지를 알아보기 위해 보조기구를 사용한 채 새 신발을 신어본다. 가게에서 맞지 않는 신발은 도로, 트레일, 또는 트랙에서도 마찬가지일 것이다.

맨발 달리기

맨발 달리기는 제4장에서 소개한 발을 강화하는 운동들에 포함시킬 수도 있었는데, 발의 강화에는 맨발 달리기가 최고이기 때문이다(어느 정도 고유수용감각의 발달과 함께). 그렇다고 매일 맨발로 훈련하는 것이 신발을 신고 달리는 것을 대체할 수는 없다. 대부분의 주자가 달리기를 주로 아스팔트, 콘크리트, 트레드밀과 자갈이 흩어진 길에서 한다는 점을 고려하면 매일 맨발로 달리는 것은 다소 고통스러울 것이다. 그럴지라도 많은 아프리카 주자가 맨발로 훈련해 상당한 성공을 거두었다는 주장도 있다(유명한 예로 남아프리카공화국 출신 졸라 버드[Zola Budd]가 있다). 그런가 하면 세계 기록들은 모두 신발을 착용한 주자가 보유하고 있다는 반론도 있다.

어쨌든 제4장에서 제8장까지 소개한 근력 훈련 운동처럼, 신발을 신지 않고 달리는 것은 달리기 훈련을 보완하는 것으로 이용하면 응용의 여지가 많다. 맨발 달리기의 지지자들은 이러한 훈련에 의해 근력이 향상된다고 홍보하며, 이는 적절한 맥락에서 보면 정확한 평가이다. 또한 이들은 모래 또는 무성한 잔디 위를 달리는 데서 온다고들 하는 심리적 이완(이는 이러한 표면이 대개 전원적일 가능성이 더 높은 장소에 존재한다는 사실과 관련이 있을 수도 있다)을 옹호하지만, 그러한 효과는 달리기 경기력 증진과의 연관성이 미약한 듯하다.

무성한 잔디 또는 단단하게 다져진 모래 위에서 일부 맨발 달리기(처음에는 주 당 2번 이내로 그리고 세션 당 총 400m 거리를 한 번에 100m 이내로 달린다)를 하는 가장 좋은 이유는 러닝화를 신을 때와는 다르게 발의 근육이 작용하도록 훈련시키기 때문이다. 맨발 달리기는 근육의 위축을 방지하는 방식으로 발을 작용하도록 하는데, 이 위축되는 근육은 러닝화를 신고(보조기구를 사용하든 혹은 않든) 달릴 때마다 평소대로 위축이 될 것이다. 아울러 달리기에서 보조기구의 사용을 반대하는 사람들은 과다회내를 보이는 주자에게 일부 맨발 달리기와 중립 러닝화를 착용하는 달리기를 혼합하도록 권유하는데, 발이 스스로를 강화하게끔 해서 향후 부상을 방지하기 위함이다.

이 책에서 소개한 운동들에서 달리기 경기력을 향상시키기 위해 신체를 강화하는 방법을 자세히 설명한 것처럼, 맨발 달리기는 발의 강화를 도와 발이 수많은 훈련을 견디도록 해줄 수 있다. 하지만 모든 근력 훈련이 그렇듯이 맨발 달리기를 하는 동안 통증을 느끼면 중단해야 한다.

그러나 이 책의 초판이 출간된 지 거의 10년이 지난 후 전반적으로 미니멀리스트(minimalist) 흐름 전체는 달리기 훈련에서 잊혀지는 존재가 되었다. 추세는 바뀌었고, 호카(Hoka) 모델 같은 쿠션을 '최대로 하는' 신발이 주도하고 있다. 이는 앞서 이 장에서 논의한 부스트 소재의 주요 매력이기도 하다. 미니멀리스트 신발은 여전히 일부 주자의 신발장에서 존재감을 과시하고 있지만, 그러한 신발류는 소수파로 밀려났다. 아울러 미니멀리스트 러닝화와 관련된 광고(Christopher McDougall의 저서 《Born to Run》[New York: Knopf, 2009]에 의해 촉발됨)로부터 가장 많은 혜택을 본 회사 비브람(Vibram)은 자사의 장갑 같은 신발의 건강 효과에 대해 거짓되고 근거 없는 주장을 하였다는 점을 인정함으로써 집단소송을 해결했다.

맨발 달리기에 관한 현재의 연구들은 대부분 한 가지 점을 분명히 하고 있다. 즉 한때 선전되었던 바 있는 부상 방지의 만병통치약은 아니라는 것이다. 일부 주자에게는 어느 정도 효과적일 수도 있으나, 모든 주자에게 적용할 수는 없다. 결국 사려 깊은 시행착오가 생체역학 및 신발 제작의 복잡성을 이해하기 위한 최선의 방법이다.

기술

기술은 우리의 삶에서 대부분의 직업과 여가 활동에 침투해 있으며 달리기라고 예외가 아니다. 그 단순성으로 인해 흔히 추천되고 있는 스포츠에서 필요한 것은 신발, 반바지와 여성의 경우에 스포츠 브라 또는 톱뿐이었으나, 기술 발전으로 인해 심박수 모니터, GPS 워치와 MP3 플레이어가 내장된 선글라스가 추가되었다. 가장 최근에 발전된 기술의 하나는 새로운 유형의 추적 장치('pod')로 파워를 측정하고 지면 접촉 시간, 착지 충격과 대칭(따라서 신체의 각 측면에서의 움직임에 대한 독립적 분석이 가능해짐) 같은 데이터를 제공한다.

　데이터를 양산하는 기타 유형의 기술과 마찬가지로 위와 같은 기술은 주자에게 다소 압도적일 수 있다. 어떤 종류의 정보가 유익하며, 어떤 것은 단지 데이터일 뿐인가? 어느 시점에서(설혹 있다면) 정보의 홍수가 주자의 훈련에 도움을 주기보다는 훈련을 방해하는가? 예를 들어 아주 좋아하는 트레일에서 간단히 50분 달리는 것이 주요 주간 훈련인 경우에 그러한 달리기를 GPS로 추적하고 앱(예로 Strava)에 업로드할 필요가 있는가? 심박수의 증가를 동반하지 않으면서 속도가 증가하기 시작하면 어찌하는가? 심박수도 증가하면 어쩌지? 속도가 빨라지면서 왼발의 회내가 증가하면 어찌하는가? 이 모두는 좋은 데이터이며, 운동과 신발 선택을 맞춤화하는 데 사용할 수 있다. 또한 그것은 데이터 과부하를 초래하고 간단한 달리기 훈련을 망칠 수 있다.

러닝 센서

데이터를 좋아하는 주자라면 러닝 센서(running sensor)가 훈련에 집중하기 위한 적절한 도구가 될 수도 있다. 러닝 센서는 가속도계를 사용하며, 이 계측기는 자유 낙하와 비교한 가속을 측정한다. 본질적으로 러닝 센서는 전방으로든(거리) 또는 상하로든(충격) 주자의 움직임을 측정한다. 또한 일부 센서는 종아리에 차는 센서를 통해 혈중 산소 포화도를 측정한다. 러닝 센서는 러닝화를 고를 때 흥미로운 도구가 될 수 있다. 충격, 회내와 제동을 알려주는 풋 포드(foot pod)는 여러 러닝화를 비교 평가하고 현재의 신발이 효과적으로 달리기를 돕는지를 판단하는 데 매우 효과적인 수단이 된다. 또한 이러한 정보는 훈련 방법에 대해 적절한 결정을 하도록 도와줄 수 있으며, 거리, 속도와 파워를 측정하는 센서의 경우도 마찬가지이다.

파워 미터

약 15년 전에 파워 미터(power meter)가 사이클리스트의 훈련 및 경주 방법에 영향을 미치기 시작하였으며, 보다 최근에는 달리기의 세계에 들어오기 시작했다. 파워 미터는 노력을 기록하고 표준화하도록 되어 있다. 예를 들어, 알다시피 언덕이 많은 코스와 바람이 많이 부는 날은 속도와 심박수(노력을 판단하기 위한 측정치)에 영향을 미치나, 어떻게 그러한 노력을 다른 조건에서 동일한 달리기를 완료하는 데 필요한 노력 또는 다른 유형의 달리기 훈련과 비교할 수 있을까? 다시 말해 어떻게 달리기들을 비슷한 방식으로 비교할 수 있을까?

이와 같은 질문의 견지에서 파워 미터는 훈련과 경주에 많이 적용된다. 분석의 목적을 위해, 파워 미터는 서로 다른 조건에서 수행된 운동들을 비교하는 데 사용될 수 있는 하나의 표준 노력을 만들어 코스 특성과 바람이란 변수 그리고 심박수에 미치는 영향을 제거한다. 따라서 파워 미터가 있으면 동떨어진 데이터 대신 훈련과 경주에 유용한 데이터를 얻을 수 있다.

파워 미터 시장은 현재 몇몇 모델이 주도하고 있다. 각각의 모델은 신발에 고정하면 워치 또는 폰으로 데이터를 보내는 포드(pod) 모양의 수신기를 사용한다. 수집된 데이터는 앱으로 보거나 이를 읽어줄 소프트웨어가 준비되어 있는 제3자 사이트(TrainingPeaks)로 업로드 할 수 있다. 이들 장치는 운동을 완료하는 데 필요한 노력을 와트(wattage)로 표현함으로써 표준화된 데이터를 제공한다. 와트를 체중으로 나누는 식으로 데이터를 보다 구체화하면 또 다른 주자의 데이터 또는 체중 변화 후 같은 주자의 새로운 데이터와 비교할 수 있다.

어떻게 이러한 정보가 보다 나은 주자가 되도록 도울 수 있을까? 자신의 어제 달리기가 힘들었다거나 적당히 쉬웠다고 추측하는(다시 말해 신체가 경험한 것을 정확히 묘사하지 못할 수도 있는 주관적 이해에 의존하는) 대신 파워 미터는 자신의 기초기간 검사치(baseline, 현장 시험을 통해 얻은)와 비교하게 해주는 객관적 수치를 제공한다. 예를 들어 가령 주자 A는 대개 5마일(8㎞)을 마일 당 8분의 속도와 분 당 135회의 심박수로 달리지만 방금 그러한 거리를 시속 12마일의 바람이 부는 가운데 마일 당 8분 15초의 속도와 분 당 142회의 심박수로 달렸다고 하자. 그 운동이 회복하기에 더 어려울까 아니면 덜 어려울까? 파워 미터를 사용하면 그러한 데이터가 첫째 달리기의 경우에 하나의 수치(가령 185와트)가 되고 둘째 달리기의 경우에 또 하나의 수치(가령 195와트, 아니면 165와트)가 될 것이다. 따라서 파워 미터는 하나의 측정치를 제시해 이해하기 쉽다. 일단 특정한 운동선수에게 와트 한계치가 확정되면 마일 또는 킬로미터 당 속도와 마찬가지로 심박수도 부차적인 요인이 되는데, 와트가 훈련 및 경주 지침을 수립하는 데 필요한 유일한 데이터가 되기 때문이다.

또 다른 상황을 고려해보자. 이번에는 언덕길을 6마일(9.7㎞) 달리는 런(run)과 평지를 젖산염 역치 속도로 3마일(4.8㎞) 달리는 템포 런(tempo run)을 비교한다. 템포 런에서 요구되는 노력과 대등해지기 위해서는 주자가 언덕길에서 어떤 속도로 달려야 할까? 주자가 동일한 수치를 얻기 위해 언덕 운동을 더 많이 할 필요가 있을까? 주자는 동일한 수치를 원할까?

이와 같은 종류의 데이터는 운동선수에게 지형의 미묘한 차이를 알 필요 없이 다양한 곳에서 운동을 실시하는 방법을 제시한다. 한 시간 동안 평균 240와트로 달리는 것은 어느 나라, 어느 지형과 어느 조건에서나 동일하다. 속도와 심박수의 경우에는 그렇지 않다.

위와 같은 새 장치가 제공하는 기타 측정치로는 지면 접촉 시간, 회내 빈도와 발 접지 충격이 있으며, 이 모든 데이터는 경기력을 돕고 부상을 방지하는 데 사용할 수 있다. 본질적으로 이러한 장치는 이전에 대학의 생체역학 평가 실험실에서 지면반력기(force plate: 달리기, 골프 스윙 등으로 지면에 힘이 가해질 때 지면의 반작용력을 측정하는 판)의 사용을 통해서만 얻을 수 있었던 데이터를 제공하며, 그것도 매우 저렴한 가격으로 제공된다. 따라서 이제는 일반인도 원래의 과학 데이터를 이용해 달리기의 향상을 도울 수 있다.

신발을 고르는(혹은 맨발로 달리기로 하는) 경우처럼 주자가 분석하기로 하는 데이터의 양과 질은 사려 깊은 시행착오를 통해 확립해야 하며, 그 과정에서 균형점이 흔들릴 것이다. 다시금 자신을 실험해보고 달리는 자아를 찾으면서 자신이 가는 곳을 즐기도록 한다. 파워 미터의 사용으로 우리는 30년 전의 주자가 거의 상상하지 못하였을 현실을 접한다. 그것은 달리기가 거의 전적으로 객관적인 것이 되고 인적 요소를 위한 여지를 거의 남기지 않는 듯한 미래를 추정하게 한다. 이러한 새로운 지평이 궁극적으로 달리기란 스포츠에 대해 의미하는 바는 무엇일까?

달리기의 미래

분명 달리기는 우리 생활의 일부이다. 기타 수많은 스포츠가 의존하는 토대인 달리기는 기초 훈련의 일부로 그리고 스포츠 기술로 모두 늘 필요할 것이다. 많은 사람이 세계 기록의 진행이 멈출지 그리고 언제 그럴지 궁금해하고 있으며, 한계에 도달할지 또는 어디서 그럴지를 추정해볼 만한 가치는 있다. 예를 들어 우사인 볼트의 100m 달리기 세계 기록은 9.58초이다. 그러한 속도를 1500m 거리로 환산하면 2분 23초로, 현재 히샴 엘 게루주(Hicham El Guerrouj)가 보유하고 있는 세계 기록보다 1분 이상 빠르다(그 기록은 거의 20년이 되었으며, 기록 진행은 더디다). 그렇다면 궁극적으로 가능한 1500m 기록은 위의 두 시간 사이에 놓일 듯하다. 물론 '슈퍼' 볼트가 등장해 100m 기록을 훨씬 더 단축하지 않는 한 말이다(이러한 진행은 모든 달리기 기록이 현재의 기록에 다가가고 있어 이미 일어나고 있다).

궁극적으로 속도는 다원적이다. 그것은 주자의 해부와 생리에 달려 있는 듯할 수도 있지만, 또한 주자의 심리, 훈련의 질과 피로를 감내하는 능력, 기상 및 경주 조건, 주자의 경쟁 상대가 되는 운동선수, 달리는 표면, 그리고 주자의 신발과 기타 장비에도 의존한다. '완벽한' 달리기가 일어나기 위해서는 이 모든 요인이 완벽히 갖추어져야 하나, 그것은 복권에 당첨되는 것만큼이나 가능성이 희박하다.

이러한 요인 각각을 염두에 두면서, 운동선수의 훈련은 달리기 당일에 정점으로 끌어 올려져야 한다. 그래야 과다훈련이나 과소훈련이 되지 않는다. 아울러 주위 온도는 근육과 관절이 차지 않을 정도로 따듯해야 하지만 운동선수를 피로하게 할 만큼 덥지도 않아야 한다. 바람은 약간의 서늘함이 중심부 체온의 안정적 유지에 도움을 주지 않는 한 아마도 어떤 바람이든 역효과를 낳을 것이다. 정신적 접근법은 지극히 중요하다. 주자의 마음에 조금이라도 의심이 들면, 투지를 일으키는 신체 화학물질을 저하시키고 몸이 정상적으로 감내할 수 있는 것보다 더 오래 전력을 다해 달릴 경우에 동반하는 통증을 극복하는 주자의 능력을 감소시킬 것이다. 또한 주자는 지속적인 페이스를 유지해야 하는데, 그렇게 하는 것이 가장 효율적이고 따라서 가장 덜 지치는 달리기 방법이기 때문이다.

인류가 발달하면서 인간 해부학은 변화하고 있다. 우리들 가운데 많은 사람이 우리 선인들의 경우보다 더 잘 먹고 영양실조 또는 질병으로 성장이 방해를 받을 우려가 덜하다. 부정적인 측면으로는 기술이 향상되면서 당장에 운동할 필요성이 덜 하다는 것이다. 흔히 버스를 타고 통학하는 어린이들조차 이제 운동 부족으로 비만 위험이 있으며, 이는 점점 더 많은 사람이 당뇨병과 순환기 문제를 일으키게 하는 유행병이다. 현재 세계에서 가장 빠른 중거리 주자들은 모두 동아프리카 출신이며, 거기서는 많은 어린이가 통학하면서 매일 총 32㎞를 달린다. 자연스레 이러한 일상생활은 그들에게 근지구력을 길러준다. 교통수단의 발달로 이런 일상의 달리기가 멈춘다면 이들 인간이 여전히 세계적으로 뛰어난 주자가 될까? 경주가 이루어지면 그들이 지금의 경우보다 더 느린 시간으로 우승할까?

세계 최고의 운동선수들은 대부분 이미 효율적으로 훈련하면서도 자신의 해부와 생리가 허용하는 최대의 한계로 훈련하고 있으며, 그들의 노력은 빈번한 실험실 검사를 통해 도움을 받는다. 따라서 그들은 선조들의 경우보다 훨씬 더 힘들게 훈련하고 있어 훈련의 질이나 양을 추가로 증가시키면 위험이 도사리기 쉽다. 과다훈련을 하면 운동선수는 부상에 취약해지고 그에 동반하는 심리적 압박과 체력 손실을 일으키기 쉽다. 또한 과다훈련은 더 빨리 달리려는 어떠한 시도에도 해로울 수 있다.

유전 공학의 발전은 어느 시점에서 우리의 후손들이 질병 가능성에서 자유롭게 해주는 산전(prenatal) 검사 및 치료를 받게 되리라는 점을 의미할 수 있다. 어느 정도는 이러한 사전적 조치가 많은 선천적 결손의 예방을 통해 이미 일어나고 있다. 이와 같은 상황을 근거로 추정하면, 과학자들이 가장 빠른 운동선수의 자손이 부모보다 더 빨리 달리게 도와주는 유전자만을 물려받도록 해줄 수 있는 미래를 상상하기가 어렵지 않다. 몇 세대가 지나면 이들의 후손은 젖산이 축적되어도 또는 오늘날 수용되는 것보다 더 오랜 시간 심박수가 최대의 횟수로 지속되어도 통증을 느끼지 않는 인공 유전자 구성을 보유할 수도 있다. 그들은 심지어 산소를 덜 사용하도록 프로그래밍 될 수도 있다. 기상천외한 소리처럼 들릴 수도 있지만, 우리는 과학 지식이 이러한 변화를 가능성이 있을 뿐만 아니라 가능성이 많은 상황으로 만드는 시대로 다가가고 있다.

동아프리카 출신 주자들이 달리기를 주도하는 현실은 사실상 기타 어느 주자도 현재 이들을 물리칠 유의미한 가망성이 없을 정도이다. 그러나 왜 유전 공학은 궁극적으로 백전백승의 인간 로봇을 만들 수 없을까? 냉소적인 견해를 보이는 사람들은 이러한 질문이 공상 과학의 세계에나 해당한다고 말할 수도 있으나, 불가능은 없다. 매일 이루어지는 발전이 우리의 삶에 미묘한 변화를 가져오고 있으며, 위와 같은 상황은 가능성의 영역 너머에 있지 않다.

그래서 달리기의 미래는 2가지 요인, 즉 속도와 필요에 달려 있다. 인간은 얼마나 빨리 달릴 수 있을까? 그리고 달릴 필요가 있을까(그렇다면 어떤 목적으로)? 우리는 주자가 더 빨라지기는 하겠지만 훨씬 더 천천히 그러리라고 믿으며, 인간이 달릴 필요가 있는지 여부와 관련해서는 그들이 그러고자 하리라고 믿는다. 우리의 전망이 옳은지는 시간만이 말해줄 것이다.

운동 색인 EXERCISE FINDER

중심부 CORE

어깨와 팔 SHOULDERS AND ARMS

참고 문헌 REFERENCES

1) Jack Daniels, *Daniels' Running Formula*, Third Edition [Champaign, IL : Human Kinetics, 2014].

2) Pete Pfitzinger and Scott Douglas, *Advanced Marathoning*, Second Edition [Champaign, IL : Human Kinetics, 2009]).

3) Philip Maffetone, "The 180 Formula: Heart-Rate Monitoring for Real Aerobic Training" (May 6, 2005, https://philmaffetone.com/180-formula).

4) A. St. Clair Gibson and T.D. Noakes, "Evidence for Complex System Integration and Dynamic Neural Regulation of Skeletal Muscle Recruitment During Exercise in Humans," *British Journal of Sports Medicine*, 38[6]: [2004] 797–806.

5) Alex Hutchinson, *Endure: Mind, Body, and the Curiously Elastic Limits of Human Performance* (New York: William Morrow, 2018).

6) 자신의 조정된 시간에 따라 자신에게 적합한 속도를 알아보기 위해 사용할 수 있는 계산기에 대해서는 www.coolrunning.com/engine/4/4_1/96.shtml을 참조한다.

7) P.T. Williams, "Effects of Running and Walking on Osteoarthritis and Hip Replacement Risk," *Medicine & Science in Sports & Exercise*, 45[7] [2013]: 1292–1297).

8) www.solereview.com을 참조한다.

근육 이름

- 주요 근육 이름을 영어, 한자어, 한글명으로 정리하였습니다.

A

Abdominals	복근	배근육
Adductor longus	장내전근	긴모음근
Adductor magnus	대내전근	큰모음근
Anconeus	주근	팔꿈치근
Anterior deltoid	전삼각근	앞어깨세모근
Anterior tibialis	전경골근	앞정강근

B

Brachialis	상완근	위팔근
Brachioradialis	상완요골근	위팔노근
Biceps	이두근	두갈래근
Biceps brachii	상완이두근	위팔두갈래근
Biceps femoris	대퇴이두근	넙다리두갈래근

C

Coccygeus	미골근	꼬리근

D

Deltoid	삼각근	어깨세모근

E

Erector spinae	척추기립근(척주기립근)	척추세움근(척주세움근)
Extensor carpi radialis brevis	단요측수근신근	짧은노쪽손목폄근
Extensor carpi radialis longus	장요측수근신근	긴노쪽손목폄근
Extensor carpi ulnaris	척측수근신근	자쪽손목폄근
Extensor digitorum	지신근	손가락폄근
Extensor digitorum longus	장지신근	긴발가락폄근
Extensor hallucis longus	장무지신근(장모지신근)	긴엄지폄근
External oblique	외복사근	배바깥빗근

F

Flexor carpi radialis	요측수근굴근	노쪽손목굽힘근
Flexor carpi ulnaris	척측수근굴근	자쪽손목굽힘근
Flexor digitorum longus	장지굴근	긴발가락굽힘근
Flexor digitorum superficialis	천지굴근	얕은손가락굽힘근
Flexor hallucis longus	장무지굴근(장모지굴근)	긴엄지굽힘근

G

Gastrocnemius	비복근	장딴지근
Gluteus maximus	대둔근	큰볼기근
Gluteus medius	중둔근	중간볼기근
Gluteus minimus	소둔근	작은볼기근
Gracilis	박근	두덩정강근

H

Hamstrings	햄스트링(슬괵근, 슬굴곡근)	뒤넙다리근

I

Iliacus	장골근	엉덩근
Iliococcygeus	장골미골근	엉덩꼬리근
Iliopsoas	장요근	엉덩허리근
Infraspinatus	극하근	가시아래근
Intercostals	늑간근	갈비사이근
Internal oblique	내복사근	배속빗근

L

Lateral deltoid	중삼각근	중간어깨세모근
Latissimus dorsi	광배근	넓은등근
Levator ani muscle	항문거근	항문올림근

P

Palmaris longus	장장근	긴손바닥근
Pectineus	치골근	두덩근
Pectoralis major	대흉근	큰가슴근
Pectoralis minor	소흉근	작은가슴근
Peroneus brevis	단비골근	짧은종아리근

Peroneus longus	장비골근	긴종아리근
Piriformis	이상근	궁둥구멍근
Posterior deltoid	후삼각근	뒤어깨세모근
Pronator teres	원회내근	원엎침근
Psoas major	대요근	큰허리근
Pubococcygeus	치골미골근	두덩꼬리근
Puborectalis	치골직장근	두덩곧창자근

Q

Quadratus lumborum	요방형근	허리네모근
Quadriceps	대퇴사두근	넙다리네갈래근

R

Rectus abdominis	복직근	배곧은근
Retus femoris	대퇴직근	넙다리곧은근
Rhomboid major	대능형근	큰마름모근
Rhomboids	능형근	마름모근

S

Sartorius	봉공근	넙다리빗근
Semimembranosus	반막양근(반막상근)	반막모양근
Semitendinosus	반건양근(반건상근)	반힘줄모양근
Serratus anterior	전거근	앞톱니근
Soleus		가자미근
Supraspinatus	극상근	가시위근

T

Tensor fascia latae	대퇴근막장근	넙다리근막긴장근
Teres major	대원근	큰원근
Teres minor	소원근	작은원근
Tibialis anterior	전경골근	앞정강근
Tibialis posterior	후경골근	뒤정강근
Transversus abdominis	복횡근	배가로근
Trapezius	승모근	등세모근
Triceps	삼두근	세갈래근
Triceps brachii	상완삼두근	위팔세갈래근

모든 운동은 신체를 아는 것으로부터!!

내 손 안 최고의 운동 코치-해부학적으로 쉽게 배우는 운동 시리즈

요가, 필라테스, 스트레칭, 보디빌딩, 골프, 보디웨이트 트레이닝, 달리기, 수영, 무술, 축구, 댄스, 사이클링 아나토미

요가 아나토미 개정판
해부학적으로 쉽게 배우는 요가

요가 아나토미는 완전히 새로운 관점에서 각각의 요가 동작을 보여준다. 즉, 정확한 요가 자세 뿐만 아니라 요기 동작을 할 때 호흡의 흐름과 근육, 관절 움직임의 해부구조를 엑스레이 필름을 보듯이 투영해서 볼 수 있도록 정리한 요가 교재이다.

저자: 레슬리 카미노프 · 에이미 매튜스
역자: 한유창 이종하 오재근
가격: 24,000원

▶ 원정혜 박사 추천도서

필라테스 아나토미 개정판
해부학적으로 쉽게 배우는 필라테스

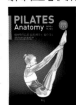

상세한 설명과 단계적인 지침, 그리고 명쾌한 해부 그림을 통해 필라테스 운동과 프로그램의 내부를 들여다보게 한다.

저자: 라엘 아이자코비츠 · 캐런 클리핑어
역자: 이지혜 오재근 최세환 한유창
가격: 25,000원

스트레칭 아나토미 3판 개정
해부학적으로 쉽게 배우는 스트레칭

『스트레칭 아나토미』는 여러 분야의 전공에 도움이 되는 책이다. 의학, 간호학, 체육, 물리치료, 스포츠마사지, 에어로빅, 무용, 육상, 구기운동, 보디빌딩 등 자신의 전공에 맞게 이 책을 응용할 수 있다.

저자: 아놀드 G. 넬슨 · 주코 코코넨
역자: 오재근 이종하 한유창
가격: 23,000원

보디빌딩 아나토미 개정판
신체 기능학적으로 배우는 웨이트트레이닝

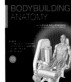

보디빌딩 아나토미는 스포츠 지도자는 물론이고 사회체육을 전공하는 대학생, 보디빌더, 보디피트니스 선수, 퍼스널 트레이너, 그리고 야구, 축구 등 각 종목 체력 담당 트레이너 및 1 · 2급 생활스포츠지도사 및 전문스포츠지도사 자격을 취득하기 위해 준비하는 수험생들의 필독서이다.

저자: 닉 에반스
역자: 창용찬
가격: 25,000원

골프 아나토미 개정판
신체 기능학적으로 배우는 골프

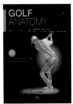

비거리 향상과 정확한 샷 게임 능력 향상, 그리고 부상 없이 골프를 즐기는 것 이는 모든 골퍼들의 바람일 것이다. 『골프 아나토미』는 이러한 골퍼들의 바람을 충족시켜 줄 수 있는 몸을 만드는 데 큰 도움이 되는 책이다.

저자: 크레이그 데이비스 · 빈스 디사이아
역자: 박영민 오재근 이종하 한유창
가격: 28,000원

보디웨이트 트레이닝 아나토미
신체 기능학적으로 배우는 보디웨이트 트레이닝

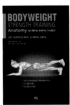

보디웨이트 트레이닝의 과학과 운동방법을 배울 수 있는 특별한 책으로, 언제 어디서나 할 수 있는 가장 효과적인 보디웨이트 운동 156가지가 컬러 해부 그림, 단계적인 운동 설명 및 상세한 운동 지침을 통해 소개되어 있다.

저자: 브레트 콘트레이레즈
역자: 정태석 홍정기 오재근 권만근
가격: 22,000원

달리기 아나토미 개정판
신체 기능학적으로 배우는 달리기의 모든 것

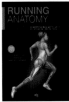

달리기에 적합한 근력, 스피드, 지구력을 향상시키는 비법과 동작의 효율성을 최적화하는 법, 부상을 최소화하는 법, 장비에 관한 것 등 달리기에 대한 모든 것을 알려준다.

저자: 조 풀리오 · 패트릭 밀로이
역자: 최세환 오재근 한유창
가격: 24,000원

수영 아나토미
신체 기능학적으로 쉽게 배우는 수영

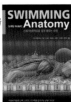

수영에 적합한 근력, 스피드, 지구력을 길러주는 운동과 4가지 영법에서의 근골격계 역할을 그림으로 보여준다.

저자: 이안 맥클라우드
역자: 오재근 육현철 이종하 최세환 한규조
가격: 19,000원

▶ 최일욱, 지상준, 김진숙 감독 추천도서

무술 아나토미
신체 해부학적으로 배우는 무술

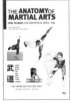

태권도 용무도 합기도 유도 검도 쿵푸 무에타이 등 무술 수련자를 위한 최고의 훈련 지침서로 차기 메치기 넘기기 등에 사용되는 근육에 대한 해부학적 운동 가이드이다.

저자: 노먼 링크 · 릴리 쵸우
역자: 오재근 조현철 김형돈 이재봉 최세환
가격: 19,000원

축구 아나토미 개정판
신체 기능학적으로 쉽게 배우는 축구

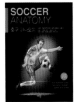

근력, 스피드, 민첩성과 순발력을 길러 축구 경기력을 향상시키는 비법을 알려준다. 선수, 코치 혹은 팬이든, 진정한 축구인이라면 반드시 읽어야 할 책이다.

저자: 도널드 T. 커켄달 · 애덤 L. 세이어즈
역자: 이용수 오재근 천성용 정태석 한유창
가격: 27,000원

댄스 아나토미
해부학적으로 쉽게 배우는 댄스

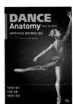

무용을 배우는 학생뿐만 아니라 무용교사, 안무가, 댄서를 치료하는 의료인에게 매우 유용한 책이다.

저자: 재키 그린 하스
역자: 제임스 전 오재근 김현남 이종하 장지훈 황향희
가격: 21,000원

▶ (사)서울발레시어터 단장 김인희 추천도서

사이클링 아나토미 개정판
신체 기능학적으로 배우는 자전거 라이딩

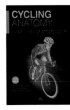

사이클링에서 파워를 최대화하고 부상을 최소화하며, 운동 수행능력을 최고로 향상시킬 수 있는 89가지의 가장 효과적인 운동법이 담겨 있다.

저자: 섀넌 소븐덜
역자: 이종하 오재근 한유창
가격: 28,000원

기구 필라테스 시리즈

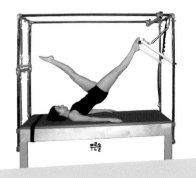

필라테스 지도자와 교습생을 위한 교과서

엘리 허먼의
필라테스 리포머
ELLIE HERMAN'S PILATES REFORMER

100개 이상의 리포머 동작 수록
- 단계적이고 체계적으로 구성된 동작 사진 수록
- 올바른 호흡법 및 구체적인 동작 요령 설명
- 운동 효과 및 재활 적용 사항 서술
- 특별 조언 및 이미지 형상화
- 레벨별 동작 별도

필라테스 지도자와 교습생을 위한 교과서

엘리 허먼의
필라테스 캐딜락
ELLIE HERMAN'S PILATES CADILLAC

35개 이상의 캐딜락 동작 수록
- 단계적이고 체계적으로 구성된 동작 사진 수록
- 올바른 호흡법 및 구체적인 동작 요령 설명
- 운동 효과 및 재활 적용 사항 서술
- 특별 조언 및 이미지 형상화

필라테스 지도자와 교습생을 위한 교과서

THE PILATES WUNDA CHAIR

필라테스
운다 체어

해부학적으로 배우는 기구 필라테스 체어

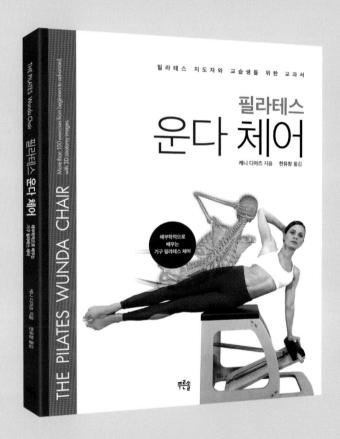

100개 이상의 필라테스 체어 동작 수록

- 체계적으로 구성된 동작 사진 및 3D 해부 그림 수록
- 운다 체어를 스트레칭 도구로 사용하는 방법 소개
- 운동 프로그램의 설계 원칙과 사례 제시